中医历代名家学术研究丛书

主编 潘桂娟

刘纯

杨卫东 编著

Academic Research Series of Famous
Doctors of Traditional Chinese
Medicine through the Ages

"十三五"国家重点图书出版规划项目

中国中医药出版社

·北 京·

图书在版编目（CIP）数据

中医历代名家学术研究丛书．刘纯／潘桂娟主编；杨卫东编著．
—北京：中国中医药出版社，2017.9
ISBN 978-7-5132-3673-7

Ⅰ．①中…　Ⅱ．①潘…　②杨…　Ⅲ．①中医学—临床医学—
经验—中国—明代　Ⅳ．①R249.1

中国版本图书馆 CIP 数据核字（2016）第 238994 号

中国中医药出版社出版

北京市朝阳区北三环东路 28 号易亨大厦 16 层
邮政编码　100013
传真　010 64405750
河北新华第二印刷有限责任公司印刷
各地新华书店经销

开本 880×1230　1/32　印张 6.5　字数 166 千字
2017 年 9 月第 1 版　2017 年 9 月第 1 次印刷
书号　ISBN 978-7-5132-3673-7

定价　45.00 元
网址　www.cptcm.com

社 长 热 线　010-64405720
购 书 热 线　010-89535836
侵 权 打 假　010-64405753

微信服务号　zgzyycbs
微商城网址　https://kdt.im/LIdUGr
官 方 微 博　http://e.weibo.com/cptcm
天猫旗舰店网址　https://zgzyycbs.tmall.com

如有印装质量问题请与本社出版部联系（010 64405510）

项目来源及国家重点图书出版计划

2005 年度国家"973"计划课题"中医理论体系框架结构与内涵研究"（编号：2005CB532503）

2009 年度科技部基础性工作专项重点项目"中医药古籍与方志的文献整理"（编号：2009FY120300）子课题"古代医家学术思想与诊疗经验研究"

2013 年度国家"973"计划项目"中医理论体系框架结构研究"（编号：2013CB532000）

国家中医药管理局重点研究室"中医理论体系结构与内涵研究室"建设规划

"十三五"国家重点图书、音像、电子出版物出版规划（医药卫生）

中医理论肇始于《黄帝内经》《难经》，本草学探源于《神农本草经》，辨证论治及方剂学发轫于《伤寒杂病论》。在此基础上，历代医家结合自身的思考与实践，提出独具特色的真知灼见，不断革故鼎新，充实完善，使得中医药学具有系统的知识体系结构、丰富的原创理论内涵、显著的临床诊治疗效、深邃的中国哲学背景和特有的话语表达方式。历代医家本身就是"活"的学术载体，他们刻意研精，探微索隐，华叶递荣，日新其用。因此，中医药学发展的历史进程，始终呈现出一派继承不泥古、发扬不离宗的繁荣景象。

中国中医科学院中医基础理论研究所，自 2008 年起相继依托 2005 年度国家"973"计划课题"中医学理论体系框架结构与内涵研究"、2009 年度科技部基础性工作专项重点项目"中医药古籍与方志的文献整理"子课题"古代医家学术思想与诊疗经验研究"、2013 年度国家"973"计划项目"中医理论体系框架结构研究"，以及国家中医药管理局重点研究室"中医理论体系结构与内涵研究室"建设规划，联合北京中医药大学等 16 所高等院校及科研和医疗机构的专家、学者，选取历代具有代表性或学术特色突出的医家，系统地阐释与解析其代表性学术思想和诊疗经验，旨在发掘与传承、丰富与完善中医理论体系，为提升中医师理论水平和临床实践能力和水平提供参考和借鉴。本套丛书即是此系列研究阶段性成果总结而成。

综观历史，凡能称之为"大医"者，大都博览群书，学问淹博赅洽，集百家之言，成一家之长。因此，我们以每位医家独立成书，尽可能尊重原著，进行总结、提炼和阐发。此外，本丛书的另一个特点是，将医家特色学术观点与临床实践相印证，尽可能选择一些典型医案，用以说明理论的实践价值，便于临床施用。本丛书现已列入《"十三五"国家重点图书、音像、电子出版物出版规划》中的"医药卫生"重点图书出版计划，并将于"十三五"期间完成此项出版计划，拟收载历代102名中医名家，总字数约1600万。

丛书各分册作者，有中医基础学科和临床学科的资深专家、国家及行业重点学科带头人，也有中青年教师、科研人员和临床医师中的学术骨干，分别来自全国高等中医院校、科研机构和临床单位。从学科分布来看，涉及中医基础理论、中医各家学说、中医医史文献、中医经典及中医临床基础、中医临床各学科。全体作者以对中医药事业的拳拳之心，共同努力和无私奉献，历经数年成就了这份艰巨的工作，以实际行动切实履行了传承、运用、发展中医药学术的重大使命。

在完成上述科研项目及丛书撰写、统稿与审订的过程中，研究团队暨编委会和审订委员会全体成员，精益求精之心始终如一。在上述科研项目负责人、丛书总主编、中国中医科学院中医基础理论研究所潘桂娟研究员主持下，由常务副主编张宇鹏副研究员、陈曦副研究员及各分题负责人——翟双庆教授、刘桂荣教授、郑洪新教授、邢玉瑞教授、钱会南教授、马淑然教授、文颖娟教授、陆翔教授、杨卫彬研究员、崔为教授、柳亚平副教授、江泳副教授、王静波博士等，以及医史文献专家张效霞副教授，分别承担或参与了团队的组织和协调，课题任务书和丛书编写体例的起草、修订和具体组织实施，各单位课题研究任务的落实和分册文稿编写和审订等工作。编委会还多次组织工作会议和继续教育项目培训，组织审订委员会专家复审和修订；最终由总主编逐册复审、修订、统稿并组织作者再次修订各分册文稿。自2015年6月开始，编委会将丛书各分册文稿陆续提交中国中医药出版社，拟于2019年12月之前按计划完成本套丛书的出版。

2016年3月，国家中医药管理局颁布了《关于加强中医理论传承创新的若干意见》，指出"加强对传承脉络清晰、理论特色鲜明的古代医家的学术思想研究，深入研究中医对生命、健康与疾病认知理论，系统总结中医养生保健、防病治病理论精华，提升中医理论指导临床实践和产品研发的能力，切实传承中医生命观、健康观、疾病观和预防治疗观"。上述项目研究及丛书的编写，是研究团队对国家层面"加强中医理论传承与创新"号召的积极响应，体现了当代中医学人敢于担当的勇气和矢志不渝的追求！通过此项全国协作的系统工程，凝聚了中医医史、文献、理论、临床研究的专门人才，培育了一支专业化的学术队伍。

在此衷心感谢中国中医科学院及其所属中医基础理论

研究所、中医药信息研究所、研究生院，以及北京中医药大学、陕西中医药大学、山东中医药大学、云南中医学院、安徽中医药大学、辽宁中医药大学、浙江中医药大学、成都中医药大学、湖南中医药大学、长春中医药大学、黑龙江中医药大学、南京中医药大学、河北中医学院、贵阳中医药大学、中日友好医院等16家科研、教学、医疗单位，对此项工作的大力支持！衷心感谢中国中医药出版社有关领导及华中健编审、伊丽萦博士及全体编校人员对丛书编写及出版的大力支持！

本丛书即将付梓之际，百余名作者感慨万千！希望广大读者透过本丛书，能够概要纵览中医药学术发展之历史脉络，撷取中医理论之精华，传承千载临床之经验，为中医药学术的振兴和人类卫生保健事业做出应有的贡献！

由于种种原因，书中难免有疏漏之处，敬请读者不吝批评指正，以促进本丛书不断修订和完善，共同推进中医药学术的继承与发扬！

《中医历代名家学术研究丛书》编委会

2016 年 9 月

凡例

一、本套丛书选取的医家，均为历代具有代表性或特色学术思想与临床经验的名家，包括汉代至晋唐医家6名、宋金元医家18名、明代医家25名、清代医家46名、民国医家7名，总计102名。每位医家独立成册，旨在对医家学术思想与诊疗经验等内容进行较为详尽的总结阐发，并进行精要论述。

二、丛书的编写，本着历史、文献、理论研究有机结合的原则，全面解读、系统梳理和深入研究医家原著，适当参考古今有关该医家的各类文献资料，对医家学术思想和诊疗经验，加以发掘、梳理、提炼、升华、概括，将其中具有理论意义、实践价值的独特内容阐发出来。

三、丛书在总体框架上，要求结构合理、层次清晰；在内容阐述上，要求概念正确、表述规范，持论公允、论证充分，观点明确、言之有据；在分册体量上，鉴于每个医家的具体情况不同，总体要求控制在10万～20万字。

四、丛书每一分册的正文结构，分为"生平概述""著作简介""学术思想""临证经验"与"后世影响"五个独立的内容范畴。各分册将拟论述的内容按照逻辑与次序，分门别类地纳入以上五个内容范畴之中。

五、"生平概述"部分，主要包括医家姓名字号、生卒年代、籍贯等基本信息，时代背景、从医经历以及相关问题的考辨等。

六、"著作简介"部分，逐一介绍医家的著作名称（包括现存、已经亡佚又经后人辑复的著作）、卷数、成书年代、主要内容、学术价值等。

七、"学术思想"部分，分为"学术渊源"与"学术特色"两部分进行论述。前者重在阐述医家之家传、师承、私淑（中医经典或前代医家思想对其影响）关系，重点发掘医家学术思想的历史传承与学术渊源；后者主要从独特的学术见解、学术成就、学术特点等方面，总结医家的主要学术思想特色。

八、"临证经验"部分，重点考察和论述医家学术著作中的医案、医论、医话，并有选择地收集历代杂文笔记、地方志等材料，从中提炼整理医家临床诊疗的思路与特色，发掘、总结其独到的诊治方法。此外，还根据医家不同情况，以适当方式选录部分反映医家学术思想与临证特色的医案。

九、"后世影响"部分，主要包括"学术影响与历代评价""学派传承（学术传承）""后世发挥"和"国外流传"等内容。其中，对医家的总体评价，重视和体现学术界共识和主流观点，在此基础上，有理有据地阐明新见解。

十、附以"参考文献"，标示引用著作名称及版本。同时，分册编写过程中涉及的期刊与学位论文，以及未经引用但能体现一定研究水准的期刊与学位论文也一并列出，以充分体现对该医家研究的整体状况。

十一、附以丛书全部医家名录，依照年代时间先后排列，以便查检。

十二、丛书正文标点符号使用，依据《中华人民共和国国家标准标点符号用法》（GB/T 15834–2011）。医家原书中出现的俗字、异体字等一律改为简化正体字，个别不能对应简化字的繁体字酌予保留。

《中医历代名家学术研究丛书》编委会

2016 年 9 月

　　刘纯，字宗厚，约生于明至元六年（1340），卒于明永乐十年（1412），江苏吴陵（现江苏省姜堰市、如皋市一带）人；明代著名医家、丹溪学派的传承人。著有《医经小学》《玉机微义》《杂病治例》《伤寒治例》等。其以《素问》《灵枢》《难经》理论为本，融汇张仲景及金元诸家学说；著作中系统阐述了临床各科之理、法、方、药，撮其切要，缀为韵语，以便初学。其痰饮"治法当以痰为本，以所夹之气为标"的观点，十分精当。刘纯在中医理论上亦卓有建树，承前启后，对后世颇有影响。本书内容包括刘纯的生平概述、著作简介、学术思想、临证经验及后世影响等。

　　刘纯，字宗厚，约生于明至元六年（1340），卒于明永乐十年（1412），江苏吴陵（现江苏省姜堰市、如皋市一带）人；明代著名医家、丹溪学派的传承人。著有《医经小学》《玉机微义》《杂病治例》《伤寒治例》等。其以《素问》《灵枢》《难经》理论为本，融汇张仲景及金元诸家学说；著作中系统阐述了临床各科之理、法、方、药，撮其切要，缀为韵语，以便初学。其痰饮"治法当以痰为本，以所夹之气为标"的观点，十分精当。

　　刘纯在中医理论上卓有建树，承前启后。补充和发挥"五志之火"理论；将肝肾对举，倡言"肾无实，不可泻"；提出"损伤一证，专从血论"；指出"眩晕一证，上盛下虚"，对后世颇有影响。刘纯所撰《医经小学》，在文体上将叙述与韵语相结合，是明代医学入门书的典范。如明·李梴所著且广为流行的《医学入门》，便是在此书基础上撰著而成的。属于综合性医书的《玉机微义》，是以内科杂病为主，对历代医家的理论观点能够判其得失，发其微旨，品其异同，且多创见，堪称启迪后学、有益于临床的佳作。

　　明代医学在继承宋、金、元时期成就基础上，又有许多创新和发展。医家出于临床实际需要，竞相编著综合性医书、医学丛书、医学入门书。通过研究刘纯医学入门书《医经小学》、综合性医书《玉机微义》，可反映出当时的医事制度、医学倾向，及对当代与后世的影响。《医经小学》

通篇以韵语记事，这种风气一直持续到清代。其将十二经、奇经八脉及周身经穴编成歌诀，颇便诵读，亦反映了明代针灸歌赋的盛行。对针法的临床实用性研究，刘纯总结并开创了一些简明实用的手法，如平针法，与导气法、平泻法、平补法、平补平泻法互为补充。并在《杂病治例》中记载各种杂病的针灸方法，或针或灸，或补或泻，简明扼要，便于后学参考运用。

刘纯肝肾对举，倡"肾无实，不可泻"，以"乙癸同源，肝肾同治"，阐析"肝有泻无补，肾有补无泻"。刘纯治疗疾病，一是侧重于补而反对泻；二是认为补土与补水同样重要。这种治病求本，本于脾肾的思想，是刘纯学术思想的一大特点，对后世医家薛己影响颇深。明代是中国古代伤科发展史上的全盛时期。"损伤一证，专从血论"，出自刘纯《玉机微义·损伤门》，此论被后世许多伤科著作引述，并形成了独特的理论体系和伤科治疗法则，影响甚为深远。

现代有关刘纯的学术研究情况，经中国知网（CNKI）检索，截至2014年，专题研讨刘纯学术特点的论文仅有5篇，其余均为其他专题文章中有所提及。经云南中医学院图书馆数据库调研，仅见人民卫生出版社整理出版的《刘纯医学全集》（1986）、中国中医药出版社整理出版的《刘纯医学全书》（2007），以及上海古籍出版社（1991）、中国医药科技出版社整理出版的《玉机微义》（2011）；未见专门论述刘纯学术思想和临证经验的专著出版发行。

本次整理研究，以阅读和梳理刘纯原著的内容为主，旁参《内经》《伤寒论》及金元诸家等医书，及后世对刘纯观点有阐述和发挥的文献资料，寻找切入点、契合点，从社会背景、医家生平、医学著作、学术内涵、诊疗特色及后世影响等方面进行深入细致的挖掘整理，梳理出贴切、有价值、有特色的学术思想、诊疗方法，构建框架。根据"辨章学术、考镜源流"的传统文献学原则，运用文献研究的基本方法，结合比较研究和数据拓展，融入人文理念，丰富本书的学术性，展示实用性，增添趣味性、可读性。增补后世对其研究较少的缺憾，使前贤留下的宝藏得以昭然，不致掩质埋光，以方便后学。本书追溯丹溪学派的源流，明晰丹溪学派思想的渗透，为后人研究朱丹溪的医学思想提供依据；回顾了刘纯撰写医学入门书《医经小学》及综合性医书《玉机微义》的社会背景，了解明代医学的创新和发展，以及医学教育思想，明确儒医对医学的促进作用。研究表明，"十九畏"最早以歌诀的形式存在于《医经小学》；方剂归经、药证相对、平针法、五志之火、肾无实不可泻学说，及"损伤一证，专从血论""施泄于肾""眩晕一证，上盛下虚"的诊疗体系，其形成和发展无不与刘纯的著作有着密切联系。所收集的刘纯"藏为家宝，且不可示人"的杂病及伤寒诊治经验，对当今临床仍有较大的指导意义。

本书依据的刘纯著作版本：姜典华主编，中国中医药出版社 2007 年出版的《刘纯医学全书》(《医经小学》《玉机微义》《杂病治例》《伤寒治例》)。

在此衷心感谢本书引用文献的作者及支持本项研究的各位同仁！

云南中医学院　杨卫东

2015 年 6 月

目录

刘纯

生平概述

刘纯，字宗厚，约生于明至元六年（1340），卒于明永乐十年（1412），江苏吴陵（现江苏省姜堰市、如皋市一带）人；明代著名医家、丹溪学派的传承人。其父叔渊，为朱丹溪之高足。因而，刘纯继承家学，受朱丹溪影响较大。著有《医经小学》《玉机微义》《杂病治例》《伤寒治例》等。其以《素问》《灵枢》《难经》理论为本，融汇张仲景及金元诸家学说；其著作系统阐述了临床各科之理法方药，撮其切要，缀为韵语，类萃以便初学。刘纯承前启后，补充和发挥"五志之火"；肝肾对举，倡言"肾无实，不可泻"；提出"损伤一证，专从血论"；明辨"眩晕一证，上盛下虚"等，在中医理论上亦有一定的建树和成就。

一、时代背景

（一）社会背景

明代是一个传统与创新交织、保守与开放并存，表现出明显"转型"趋向的时代，不仅政治、经济均有发展，而且科技文化取得了很大的成就，且富有特色。一方面，社会生产力的发展、经济的繁荣、国家对文教卫生事业的重视，为医学发展创造了良好的环境；科技进步、中外交流与频繁的战争，又从不同角度推动着医学的发展。另一方面，明代医学在实践和理论上深入发展，药物学也取得了巨大的发展。

1. 社会发展对医学的影响

明代是中国历史上政治比较稳定、封建经济高度发展的时期。朱元璋建立全国统一政权后，鉴于元朝灭亡的教训，竭力加强中央集权制。明代中后期出现了资本主义萌芽，商品经济推动着对外交流、科学技术和文化发展，医学水平有了明显提高。当时（1370），为了培养所需要的人才，采用明朝开国元勋刘基的建议，设科举，以八股文取士，考试内容宗《四书》《五经》，主朱熹说；形式上重八股文，代圣贤立言，把文人的思想束缚在程朱理学范围内。

中国封建社会至明代已进入衰落时期。但对中医学来说，却是全面丰收的黄金时代。中医学家们在元代学术争鸣的基础上，通过临床实践加以融会贯通，形成了系统完善的理论体系。病因学的进步，促进了温病学的发展；诊断水平与方药理论的提高丰富了辨证论治体系，使当时的临床医学逐渐从以宋代《太平惠民和剂局方》为法的风尚束缚下解放出来，学术空气为之一新。与其他学科一样，医学的发展受到当时社会各种因素的影响。

（1）社会生产力发展对医学的促进

明初，鉴于战争带来的经济萧条，朝廷采取了一些积极的措施，如奖励垦荒、兴修水利、实行屯田寓兵于农、减轻赋税，调动了农民的生产积极性；工商方面，改变元代手工业奴隶的身份，使他们自由生产、自主销售；政治上精简机构、整饬吏治。这些措施，使明初的社会生产力迅速恢复、发展。开国 26 年内，全国耕地面积比原来增长了 4 倍，税粮增加了 2倍。直到正德年间，地方无军卫（明时军队的编制）者，仓储可支付当地俸饷近百年，经济繁荣带来稳定的政局，为医学的发展创造了良好的环境。

区域性经济的发达，更能说明问题。江南优越的自然条件，使它早在唐代就成为国家经济的根本。宋室南迁后的偏安局面和明王朝的建都，又加速了江浙等地的发展。明初，天下税粮的 1/4 出自江浙一省两府。均田赋后，江南经济文化全面发展，出现许多商贩辐辏的城市，资本主义萌芽也在这一带出现。商业经济的繁荣，使人口迅速增长。人口的密集，不仅需要医疗卫生服务，同时也加速了疾病的发生与传播。社会物质财富与精神文明的发展，大大促进了医学的进步，使江浙一带成为明清时期医学的大本营。据《中医辞典》所载，明代有籍贯可考的医家中，苏、浙、皖三省竟占72%；苏南一隅，元代以前，医生不足百人，至明代竟达489人之众；一些著名的医家，如戴思恭、薛己、江瓘、徐春甫、张介宾、陈实功等，均系江浙人。

（2）尊医重教对医学的积极作用

明初，朝廷有感于人才急缺，对教育甚为重视。明文规定"科举必由学校"，使进学校成了科举的必由之路。早在吴元年（1367），朱元璋即在应天府设国子学；永历初，又增设北京国子监，学生多达万人，洪武二年（1369），令府州县普遍设学。均官给俸禄：乡里则三十五家置一学，愿读书者尽得预焉，从而形成"无地而不设之学，无人而不纳之教"的局面。教育的普及方便了医学知识的传播，也提高了医生的文化素养。

元至正二十四年（1364），设医学提举司，旋即改为太医院；定国次年，又置惠民药局，府设提领，州县设医官，为军民治病；洪武十七年（1384），又于州府县设医学，兼管地方医政与医学教育。太医院的官阶，也反映出当时医学的地位。吴元年，太医院使为正三品，洪武十四年（1381）降为正五品，与钦天监、翰林学士平级，虽略低于元代，但元为阶官，此为职官。重视医学，还反映在许多缙绅热衷于医上，如定王朱橚除编《救荒本草》外，还组织人员编定了我国最大的方书《普济方》，还有宁献王朱权的《乾坤生意》、鲁王的《鲁府禁方》，以及王肯堂的《证治准绳》、王纶的《明医杂著》等，均保存了大量的医药资料，也给医学发展带来积极的影响。

（3）哲学思想对医学的影响

明初，程朱理学占有统治地位。宋濂、方孝孺、薛己等儒学大师都尊崇程、朱。朱元璋把朱熹的《四书集注》定为科举考试标准，朱棣主持编纂了宣扬程朱理学的《性理大全》等书。

明代官方教育，以钦定《四书大全》《五经大全》和《性理大全》为教材，将儒家孝悌思想灌输给学生。有明一代，弟替兄罪、子代父死者，代不乏人；荆股切乳、割肝杀子以疗亲者，间亦有之。反映到医学上，则把医学当成行孝悌的一种手段，所谓"不明医者，不得称为孝子"；而父母有疾，委之庸医，也是不孝的表现；不为良相则为良医的观念，使许多知识分子因仕途不顺或父母有疾而改弦更张，致力于医学。前者，如李时珍、吴崑；后者如汪机、李中梓、王肯堂等。儒医的大批出现，方便了医学著作的撰写，促进了医学知识的交流与传播，加速了医学理论的发展。与此相反，孝悌思想却成为外科学发展的障碍。"身体发肤，受之父母，不可毁伤"，医学方面有关人体解剖的记载，惟程式一人。外科学因缺乏正确的解剖学知识而难以进步，加上受人轻视，更阻碍了它的发展。"疾医之所不能生者，于父母遗体犹得全而归之。而疡医则不然，至于断筋骨，溃肌肉，见脏腑而后终焉"。疾病使然尚且如此，剖腹理肠之类的手术就更不用说了，故习外科者多为"乡井下甲不明文理之人"，儒医则不屑于斯。历史上，只要儒学占据统治地位，外科发展就陷入保守。明代外科手术到明后期才得以发展，就证实了这点。

明统治者对道教也很重视。洪武元年（1368），封张正常为正一嗣教真人，统领全国道教，食二品官俸。世宗曾自称玄都境万寿帝君，亲自斋醮。道士陶仲文由一名管仓库的地方小吏扶摇直上，官至礼部尚书兼领三孤，食一品俸。终明之世，绝无二人。道教的养生术，本身就蕴含着不少医学知识；道家的炼丹术，则推动了外科丹药的发展，为枯痔剂、砒汞等化学药品的炼制积累了丰富的经验，使我国在16世纪中叶就使用砒汞等药品治疗性病，比西方早出300多年。

（4）科技进步对医学的渗透

明末，我国的许多科技仍居世界领先地位，也给医学发展以积极的影响。明代科学技术在经济发展的推动下有了显著提高。明代科学技术的发展，从理论观点、方法、技术及资料等方面，都对医学产生了重大影响。

明代的印刷术，在元代的基础上有所创新。元代王帧发明木活字，明弘治间铜活字已正式流行于江浙一带，万历间又出现了套版印刷。印刷术的进步使明代的出版业出现了空前繁荣的景象，除官刻与家刻，太医院也有本专业的刻本。明代出版业的繁荣，为医学著作出版和医学知识普及创造了条件。以外科为例，明以前外科专著不过40余种，有明一代竟达50种，且印刷精美，许多得以保存至今。

药物成为商品后，社会上对药物性能、产地、炮制、功效、真伪鉴别等方面的研究更为需要。农业技术为药物驯化栽培提供了条件，交通贸易促进了海外药物的传入及新药的发现，推动了本草学的发展。药物学的发展又充实了农业知识，《农政全书》收录了《救荒本草》的全部内容。科学技术的每一进步，都迅速渗入医学领域。

（5）中外交流对医学的扩充

明代的中外交流甚为频繁，与明王朝有贸易外交关系的国家和地区有120多个。郑和七下西洋，到过30多个国家，在同多国的交往中，扩大了中药材，特别是一些珍贵药材的来源，乳香、没药、血竭、苏木、犀角、象牙、硫黄、大枫子等药源源不断地输入，方便了疾病的治疗。

总之，明代的医学成就是巨大的，与同时期的国外医学相比，是居领先地位的。然而，中国古代医学的发展，与特定的历史条件有着密不可分的关系。社会生产力的发展、经济的繁荣、国家对文教卫生事业的重视，为医学发展创造了良好的环境；科技进步、中外交流又从不同角度推动了医学的发展。

2. 明代医学发展的特点

（1）尊崇儒学，倡导孝悌

官方尊崇儒学，倡导孝悌，医学被视为履行孝悌的重要手段。刘纯《杂病治例·调鼎吟》曰："所谓达为良相，不达则为良医，非流俗工技之比，实非小材小智可窥也。"不为良相，便为良医，在这样的环境中，科举失意的知识分子涌入医学领域乃必然之势。大批知识分子由儒入医，改善了医生的文化素质和知识结构，改变了宋时攻外科者"多是庸俗不通文理之人"的状况，使医生的专业水平相应提高。

（2）师承授受，负笈四方

明代交通发展，信息传递日益迅速。医家向大城市集中，且得以负笈四方以拜名师，深入民间做实际考察。再加上相对稳定的政治环境，为医学经验积累和传播、医学理论深化，创造了有利条件。明代医家中世代业医者甚多，他们或父子相继，或翁婿相传，极利于医学专门化，《霉疮秘录》的作者陈司成便是八世业医之家，刘纯亦称曾从父习医。一部著作常是父作子继，连绵续世，始克完成。这样形成的著作大都有专门性、独特性和权威性的特征，切于实用，得到公认。杨济时的《针灸大成》、万全的《幼科发挥》、薛己的《薛氏医案》，都属于此类著作。

（3）阐发前贤，不断创新

创新是明代医学发展的主流，吴有性的《温疫论》和李时珍的《本草纲目》是其中两颗璀璨的明珠。吴有性发展了戾气说，已认识到每种传染病均有其特殊致病因子这一实质问题。对天花的认识和人痘接种术的发展，是明代医学的突出贡献。人痘接种术起于何时，尚无定论，但它在明代得到普通应用则是公认的。人痘接种术是世界医学史上的大事，它启迪琴纳而发明牛痘接种术，开辟了免疫学的新纪元。

（二）医学教育背景

从古到今，我国的医学教育大致可以分为两种形式：一种是师徒授受的传习形式，另一种是医学校的教学形式。在医学发展早期，师徒授受是医学教育的主要方式。最初是家族世袭，即父授于子，世代传习。随着社会的进步，从家族内部遴选后代以承继家学的做法，已不能适应医学发展的需要。因为承袭衣钵者的德行和悟性，成为必须考虑的首要条件。于是，家族世袭制被逐步打破，医道授受日益具有社会性。这种师徒授受的方式，在授业之前往往有一个较长时间的考察过程，包括弟子的德行、志向、悟性、毅力等方面。所以，《素问·金匮真言论》提出"非其人勿教，非其真勿授"的戒律，《灵枢·官能》则有"得其人乃传，非其人勿言"的载录。正因如此，名师出高徒是中医教育史上屡见不鲜的现象，"青出于蓝而胜于蓝"的医林佳话也频频出现。随着社会的进一步发展和医事制度的逐步完善，医学教育的师带徒方式已经很难完全适应需要，尤其是难以适应宫廷医药保健体制的要求。因此，官办医学教育机构及考试选拔制度便应运而生。

明代封建制度高度发展，资本主义已见萌芽，医学在继承宋、金、元时期成就的基础上又有许多创新和发展。医家出于临床实际需要，竞相编著综合性医书、医学丛书、医学入门书。这些医书的共同特点是：包容了宋以前和金元医学的理论；内容丰富，多有医学源流、医德修养、医学基础（脏腑、经络、本草等）、临床各科病证辨证论治和方药，有的附有验案。此外，这些医书，多体例统一，纲目分明，切合实用，有似今日之临床手册。

1. 儒医渗入，活跃学术

大量的儒士投身到医学界，提高了医学地位的同时亦壮大了医者的队伍，从而为稳定医学队伍提供了保障。其次，儒士具有较高的文化素质，他们能更好、更准确地接受和理解前人遗留下来的医学遗产，提高了医者的理论思维能力和研究效率，广泛吸收诸如天文、地理、哲学等知识来丰富医学内容。此外，儒家尽忠致孝、济世利人的伦理约束，亦在一定程度上提高了医者的职业素养。儒医的增加在医学理论研究、医学著作出版、医学知识传播等方面起到了促进作用。"儒医所辑者，其书多明白易晓，具有条理，然其学既无所授，试问古书之异同凭何析证？恐不免意为去取矣"，因而，由儒医带来了重理论、轻实践的研究风气。

2. 医学入门，切合实用

医学入门书，对培养医生、进行医学教育，不可或缺。世医世代相传，或师徒相授，对普及医学知识，有不少限制。对于弃儒入医者，特别是生活在穷乡僻壤之人，更需学医门径书。一些医家注意到这点，所撰医学著作的内容，既照顾到有经验者，也顾及自学者。刘纯的《医经小学》，是明初的医学入门书，引用医学著作20余种，撮其旨要，以为编次；为初学易记，用四言或七言韵语，间附按语，以为诠释。李梴的《医学入门》，是在《医经小学》基础上编写的。文体是叙述与韵语相结合，必须记忆部分常用韵语。李梴要求习医者医德与医术并重，这一医学教育思想，很有价值。本书取材广泛，内容丰富，是重要的医学入门书。李中梓的《医宗必读》也是有价值的医学入门书，对初学医者必须掌握的内容，叙述得简明、准确、易理解、切实用，很受后学欢迎。

李梴撰写《医学入门》，是以《医经小学》为蓝本，加以充实发展而写成的。关于当时想学医的人所面临的情况，李梴在该书"集例"中曾提到："因病涉医，古无统要入门，叔和《脉诀》，东垣《药性》……然皆各自成帙，有所不便。《伤寒论》《活人书》《百问歌》，非不美也，然非幼读不能成诵。医经小学，法全辞略，真可以入门也，而局方又有所未备。且意太简古，学者亦难了悟。"所以，他将前数书合并成帙，中分内外，辑成《医学入门》。

3.《医经小学》，法全辞略

刘纯指出，前人虽有《内经》《难经》及张仲景、王叔和著作，但因"经去圣远，遗文错简"，而且"后学专方而惑意"，故强调医者"学必本于经，病必本于论，治必本于方，而能变通而无滞，斯能尽夫立医之意矣"。《医经小学》自序曰："医，意也，临病立意以施治也。"然前辈有求奇示怪，秘而不传的风尚，故又曰："晋唐以来，其道益广，用法者不一。止言杂病诊治，或求奇示怪，秘而不传。好事者慕其风而继作，或止据于方，虽有一源一意之可观，又非百代可行之活法也。"

正是出于以上考虑，刘纯开始医学入门书的探索。然而，要想编写一本简要的入门书，是不太容易的。刘纯勤求古训，博采众长。《医经小学》杨士奇序曰："一本于《素问》《灵枢》《难经》，及张仲景、王叔和，至近代刘守真、张洁古、李明之、朱彦修诸家之书，撮其切要，缀为韵语，类萃以便初学。"故称《医经小学》。

（1）脉病症治，而为歌诀

《医经小学·凡例》曰："方书云：医以脉病症治为要，诚不可缺一。盖不明经，则无以知天地造化之蕴……然其要节散见诸经，而初入者难究其本领，故多执方主之。纯特备集其义，不揉芜浅，辄效先懦，次小学，为入德之基，窃取此义，而为歌诀。庶俾初学之士，易为记习，不失脉病症治之要尔。"刘纯认为，脉病症治不可缺一，然其内容散见诸经，初学者很难究其本源，故编为歌诀，使初学医之人易为记习。正如李梴《医学入门》所赞："《医经小学》，法全辞略，真可以入门也。"

（2）《玉机微义》，渊薮为求

重刊《玉机微义》汪舜民序曰："《内经》谓：致数之要，迫近以微，著之玉版，藏之脏腑，每旦读之，名曰玉机。此是书所以名也。"

刻《玉机微义》黄焯序曰："旧名《医学折衷》，信乎有定见，及从新名，益觉渊求。盖不独使初学可以按证而求，或未得其门而入者，亦于病机未见之先，而知所慎矣。"刘纯为强调此书对后学的重要性，取《内经》之意，特以"玉机"为名，更以渊薮为求。

（3）不拘一家，实事求是

刘纯的医学思想，大抵师法朱丹溪，旁参刘河间、张洁古、李东垣等金元诸家。其不恪守一家之学，对于其师也能不拘门户之见，敢于以实事求是的态度进行评判。如《玉机微义·火门》载有刘河间神芎丸，其云："治一切热证，常服保养，除痰饮、消酒食、清头目、利咽膈，能令遍身结滞宣通，气利而愈。神强体健，耐伤省病。"刘纯认为，神芎丸"下湿热，导滞甚捷"，但质疑"常服强神，体健省病"，指出治肾水阴虚，虚损者，未必尽然。又如，《玉机微义·中风门》记载李东垣谓大秦艽汤、羌活愈风汤、天麻丸为"调经养血安神之剂"，而刘纯按语则指出："此三方较之《局方》虽优，亦所得不偿所失也。何以为然？秦艽汤、愈风汤虽皆有补血之药，而行经散风之剂居其大半，将何以养血而益筋骨也？天麻丸养血壮筋骨，庶几近理。"充分反映了刘纯不迷信先贤，勇于质疑的严谨求实的治学态度。

二、生平纪略

（一）以名渊求，议论纯正

古人取名内涵丰富，寓意深远。刘纯其名，亦寄托家人对他的厚望及勉励。纯，有"纯净""纯正"之义。此寓意刘氏家族为人做事的准则及追求。纯净，即清晰、条理。如《医经小学》杨士奇序曰："诸家之书，撮其切要，缀为韵语，类萃以便初学。本末条理，明切简备，医学之指南而端本之书也。"《医经小学》自序曰："不自揆度，窃以先生之旨，辑其医之可法，本诸经论之精微，节目更为定次，歌语引例具图，以便记习。"充分表明其书的条理性、简洁性和清晰性。

纯正，即正途、正法。如《医经小学》杨士奇序曰："学医者诚能熟究是编，融会于心，将所行皆正途，所用皆正法，触类而长之，于岁论十全，何有哉？"《医经小学·凡例》曰："唯君子正诸，为医道之幸。"刻《玉机微义》序曰："……顾此书议论纯正，制方有据，有病因，有制法，门分类聚，各具备理，皆取决于名医诸集。"从以上论述可窥知刘纯以名渊求，做事条理清晰，追求正途、正法的愿景。

（二）早居淮安，从父学医

刘纯祖籍吴陵（今江苏省姜堰市、如皋市一带），在其《医经小学》和《玉机微义》的自序末均署为"吴陵刘纯"。其父刘叔渊，号橘泉，为朱丹溪弟子。吴兴莫士安与之"有世契"。莫士安所作《玉机微义》序言曰："宗厚世为吴陵望族，以诗礼相传。其先世在胜国（指元代）时，居省宪，掌枢要，以名宦显者，殆未易一二数。宗厚穷而在下，不能躬耕自食其力，故托迹于医，以自养自晦也。"刘纯在《杂病治例·兰室誓戒》第二条中也说："吾宗累世簪缨，名门右族。吾父橘泉翁始从丹溪朱彦修学此术，患难中实得济。余又得从乡先生冯庭干、许宗鲁、丘克容数君子印正，方始道明艺精。但以因虚名，多受权要捃摭，后吾子孙，遇道行时，仍守儒业可也。"

刘纯早年居淮南，从父学医（1340～1367）。他在《医经小学》自序中说："昔丹溪先生以医鸣江东，家君亲从之游，领其心授。纯生晚学陋，承亲之训有年矣！其于论习而玩之，颇尝得其指归。不自揆度，窃以先生之旨，辑其医之可法，本诸经论之精微，节目更为定次，歌语引例具图，以便记习。至于脉诀之未备者，亦为增正，名曰《医经小学》。"依此而论，则刘纯应是丹溪再传弟子。

这一时期，他还从学于冯庭干等人，得以博采各家之长。《玉机微义》

自序中说："始，从学于江右冯先生庭干，间尝请其义。授以会稽徐先生所著书一帙……先生讳彦纯，字用诚，早岁尝客吴中，以《春秋》教授乡之俊彦，今没十有二年，始遇其从弟用中，获询先生学行，知深于医者也。"徐彦纯原著《医学折衷》（1368），全书设中风、痿证等内科杂证 17 门，刘纯仿其体例，补其未备，续增咳嗽、热等 33 门，对徐氏原撰内容也有补充与阐发，每门一卷，计为 50 卷，更名为《玉机微义》，成书于洪武二十九年（1369）。该书立论以《内经》为本，旁采金元诸家学说，以内科杂病为主，阐析脉证，类聚方例，特别是对历代医家的不同理论观点，能够判其得失，发其微旨，品其异同，且多创见，是一部启迪后学，指导临床的佳作，也是刘纯生平主要著作。

《玉机微义·疮疡门》中尚载："纯早年居淮南，于陈复初契家斋堂得东原郭文才甫家传《疮科心要》一书，持行四方，按法每择用之，多获奇效，故不敢湮没其道。"

（三）中居咸宁，以医为业

据《陕西通志》记载，刘纯"洪武中（1368～1398），居咸宁"。咸宁即今之长安。明宪宗成化十五年（1479），长安萧谦在《伤寒治例》中说："其先淮南人，以事移关中，遂家焉。"但未说明因何事迁移。由于元末土地多为豪强地主霸占，农民起义军领袖朱元璋为了发展农业生产，采取了徙富民、抑豪强的措施。于吴四年（1367）迁徙苏州富民到濠州。明洪武三年（1370）又迁徙苏、松、嘉、湖等地富民 5300 户到临濠（凤阳府）并籍没其土地，后来又迁徙富民 5300 户、浙江等九布政司及应天十八府田满 7 顷以上的富民 14300 余户到京师（南京）。朱元璋还推行了屯田，其中的民屯，是"移民就宽乡"，使丁多地少地区的农民得到足够的土地。洪武四年（1371），徐达迁徙北平山后民 35800 余户，散处各府卫，军籍者给衣粮，为民者给田地。又徙沙漠遗民 32800 余户到北平屯田，置屯于大兴、宛平、良乡、固安等县共254处，开垦荒地1343顷。同年又迁徙江南民14万到凤阳屯种。洪武二十一年（1388），又把山西泽、潞二州无地农民迁徙到河北闲旷地区，置田耕种。后又迁徙浙江、山西民到安徽、山东、河南、北平等地。

刘纯家祖辈在元代"居省宪，掌枢要"，且"世为吴陵望族"，很可能在明初这一移民浪潮中辗转迁徙至关中，由此家道中落；因"不能躬耕自食其力"，父子二人不得不以医为业。刘纯在《杂病治例》中也自署为"中山刘宗厚"，中山在长安县（现西安市长安区）西北。《玉机微义·淋闷门》载有"长安王善夫病小便不通，渐成中满，腹大坚硬如石，壅塞之极，腿脚坚，胀裂，裂出黄水，双睛突出，昼夜不得眠，饮食不下，痛苦不可名状，伊戚赵谦甫，诣予求治"的病例，可为佐证。但在洪武二十八年（1395）前，刘纯已在甘州居住。

（四）随军医疗，晚居甘州

《玉机微义·中风门》载："余尝居凉州（今甘肃省武威），即汉之武威郡也。其地高阜，四时多风少雨，土艺黍麦，引泉灌溉，天气常寒，人之气实腠密，每见中风，或暴死者有之，盖折风燥烈之甚也。时洪武乙亥（1395）秋八月，大风起自西北，时甘州（今甘肃省张掖）城外，路死者数人。余亦始悟，经谓西北之折风伤人，至病暴死之旨不诬，丹溪之言有所本也。"洪武乙亥（1395）距洪武丙子（1396）作《玉机微义》自序时仅隔1年，疑此时刘纯已移居甘州，该书即脱稿于此地。

刘纯又在《玉机微义·损伤门》中说："打扑金刃损伤……乃血肉筋骨受病，非如六淫七情为病，有在气在血之分也。所以损伤一证，专从血论，但须分其有瘀血停积，而亡血过多之证。盖打扑坠堕，皮不破而损者，必有瘀血。若金刃伤皮出血，或致亡血过多，二者不可同法而治。有瘀血者，宜攻利。若亡血者，兼补而行之。又察其所伤，有上下轻重深浅之异，经络气血多少之殊。唯宜先逐瘀血、通经络、和血止痛，然后调气养血、补益胃气，无不效也。顷见围城军士被伤，不问头面手足胸背轻重，医者例以大黄等药利之。后大黄缺少，甚者，遂以巴豆代之，以为不于初时泻去毒气，后则多致危殆。至于略伤手指，亦悉以药利之。殊不知大黄之药，唯与有瘀血者相宜，其有亡血过多者，元气胃气虚弱之人，不可服也。其巴豆大热有毒，止能破坚逐积，用于此疾尤非切当。所以，有服下药过后，其脉愈见坚大，医者不察，又以为瘀血未尽，而复下之，因而夭折人命，可不慎欤！"朱元璋在灭亡元朝后，于洪武五年（1372）派兵攻下肃州（今甘肃省酒泉），但当时无力兼顾西域，只得遣使通好，希望割断西域诸部与蒙古残余势力的联系，借以减轻西北的压力。刘纯所述的"围城"之役，可能即在此时。明代边关军医缺乏，边境卫所的重要据点仅有医士 1 名，当战事发生或缺乏医药时，常由总兵官等呈请派遣。刘纯著作中叙述得如此详尽，且对治疗跌打金刃损伤具有独到的见解，可能曾亲自参加了这次战役的医疗。之后，可能由于边防战事的需要，刘纯又移居凉州，最后定居甘州。

洪武九年（1376），朱元璋废除行中书省，把全国分为十三布政使司（俗称省），设立承宣布政使司（简称布政司）掌民政，设立提刑按察使司（简称按察司）掌刑，设立都指挥使司（简称都司）掌兵，合称"三司"，分理地方政务。布政司设左右布政使各一人，下属左右参政等若干人，执掌一省的行政事务，把朝廷的政令下达到所属府、州、县。朱元璋又在中央设立都察院，置十三道都御史代皇帝分巡各地，以纠劾官吏，监察民情。

又据张维《陇右地方志录》记载："明初陕西行都司，先治庄浪。洪武二十六年（1393）徙治甘州。领卫十二：甘州左、右、中、前、后五卫，肃州、山丹、永昌、镇番、庄浪、西守、沙州七卫。"刘纯居甘州为陕西行都司之治所，肃州为其领辖的十二卫之一。

明正统五年（1440），王暹所"书《玉机微义》后"云："《玉机微义》……此书稿虽存，未行于世，故知之者鲜。姑苏都宪陈公奉命来镇陕西，于宗厚家得之，始命寿梓，晦而复显，少师大学士西昌杨先生喜而作文序其事，真为此书之荣幸，名今传后无疑也。"陈公即陈镒，字有成，明永乐进士，凡三镇陕西，时为都察院副都御史。他在刘纯后裔家获得《玉机微义》及《医经小学》后，由布政司郝珩、王敏及同官捐资协助，于正统四年（1439）先后刊刻，两书均请光禄大夫少师兵部尚书兼华盖殿大学士杨士奇作序，《玉机微义》且由"陕西等处承宣布政使司右布政使王暹书，左布政使郭坚等同校"。序中只提到"于宗厚家得之"而未言及其他，可能此时刘纯已去世，《医经小学》及《玉机微义》均于其死后刊出。

明成化十五年（1479），肖谦在《杂病治例》序中说："乙未（1475）中进士，官政户部，奉命给赏甘州官军。甘州，即汉之张掖酒泉郡也。而名医刘宗厚（原序下脱十字）神方妙术，现有存者，乃延其后人，礼貌之，恳求之，慨然以《太素脉诀》《杂病治例》见与，即欲板行，财力又不及焉。今幸以菲材来尹应天上元，遂捐俸资，以偿夙愿，且序其得之之由。"《伤寒治例》未撰著年，亦由长安肖谦校正。观其体例与《杂病治例》一致，内容互补，可能也是刘氏晚年作品。因刘纯晚年定居于甘州，当时甘州为陕西行都司的治所，故陈镒及肖谦能借劳军之机，在其后裔家获得《医经小学》《玉机微义》《杂病治例》及《伤寒治例》等书加以刊刻，作为他们"施治"及"施政"之资。

综上所述，可推断刘纯约生于明至元六年（1340），早年居淮南，从父师学医；至洪武初移居陕西咸宁，以医为业；曾随军行医至凉州，晚年定居甘州，从事著述，约卒于明永乐十年（1412）之前。刘纯在陕西、甘肃行医约40余年，医术精深，是明初丹溪学派在西北地区具有代表性的著名医家。其著作颇多，被誉为"神方妙术"，去世后其著作由陕西布政使司刊刻，流传至今。

刘纯

著作简介

刘纯撰有《医经小学》6卷（1388），《玉机微义》50卷（1396），《杂病治例》1卷（1408）及《伤寒治例》1卷（年代不详）。以上4种医书，人民卫生出版社曾于1986年汇集、点校出版，名曰《刘纯医学全集》。此外，尚撰有《太素脉诀》及《寿亲养老补遗》若干卷，惜此两书早已亡佚。

一、《医经小学》

《医经小学》，共计6卷，为综合性医书，是刘纯的第一部医学著作，成书于明洪武二十一年（1388）。本书以韵语形式编纂而成，为初学者入门之作。全书分本草、脉诀、经络、病机、治法、运气6个部分。书中首辑朱丹溪及其业师丘克容习医要语，题为"医之可法为问"。其所载"丹溪答门人问"，首见于朱丹溪入室弟子赵以德所著《丹溪药要或问》，均为朱丹溪面训亲授赵氏之语。"丹溪药要或问"流传极少，明清以来，几近失传。因此，朱丹溪的这些语录借刘纯之书方得以广布，为后人研究朱丹溪的医学思想提供了重要的第一手资料。

刘纯指出，前人虽有《内经》《难经》及张仲景、王叔和的医书，但"经去圣远，遗文错简"，且"后学专方而惑意"，故强调学医者"学必本于经，病必明于论，治必究于方，而能变通而无滞，斯能尽夫立医之意矣"（《医经小学》自序）。因前贤之"要节散见诸经，而初入者难究其本领"，所以，他广辑《内经》《难经》，以及金元诸家医学著作，计20余种；皆撮其要旨，详为编次，用精练的语言，撰作歌诀，间附按语，以述己见，引例具图，以便记习。正文之后，除有按语之外，亦每有浅显易懂的注释，以便于初学。

其中，卷一本草、卷二脉诀、卷三经络、卷四病机、卷五治法、卷六运气，可谓理法方药悉备。书中所论，虽均出自前人，但提要取舍，宗法立意，厘定纲纪，皆有其独到之见。如在本草学方面，他注重药物的气味归经，取法《珍珠囊》，并在《珍珠囊》所收药物基础上，新增药物 76 种。在脉法方面，他本于《褚氏遗书》，而不取王叔和《脉经》。其以左尺配肾与膀胱，右尺配三焦和心包络。并指出"凡在左者皆克诸右，凡在右者皆受左克。此脏腑五行自相克制，脉所当然也"。他从生克制化及自然对应关系方面，阐明了这种配位法的合理性。在病机、治法中，则博采金元诸家，而以《内经》为指归。

刘纯的医学思想，基本上师承朱丹溪"阳常有余，阴常不足"之说。注重养阴，固为朱丹溪所倡导，但刘纯在教诲弟子时，则强调首先要熟读《内经》，而后博览诸家，取其所长。他说："外感法仲景，内伤法东垣，则仲景治法更合《内经》。"又说："先仲景书者以伤寒为主，恐误内伤为伤寒。先东垣书者以胃气为主，恐误外感为内伤。先河间书者以热为主，恐误寒为热。不若先主于《内经》，则自然活泼泼地。"

于是，刘纯按照这一基本思想，广辑《内经》《难经》，以及金元诸家医学著作，撮其要旨，详为编次，撰著《医经小学》，以引导初学者及指导自己的医学道路。明代光禄大夫、大学士杨士奇对该书给予很高的评价，他说："学医者诚能熟究是编，融会于心，将所行皆正途，所用皆正法。"

二、《玉机微义》

《玉机微义》，共计 50 卷，是在明初徐彦纯《医学折衷》（1368）的基础上，由刘纯增订而成，成书于洪武二十九年（1396）。包括各科病证50种，是一部集明代以前诸家之大成的综合性医学著作。此书重点在于"诊证方例"的规范模式，精选类聚历代各家的不同理论见解，条分缕析。刘纯对众家之论，既有分析评判，又有继承发展。

徐彦纯，元末明初医家，字用诚，会稽人。早年客居吴中，教授儒学，精医，私淑朱丹溪之学。《医学折衷》立论以《内经》为本，旁宗金元诸家学说，以阐析中风、痿证、伤风、痰饮、滞下、泄泻、疟、头痛、头眩、咳逆、痞满、吐酸、痉、疠风、风痫、破伤风、损伤17门。刘纯博览群书，仿其体例，续增咳嗽、热、火、暑、湿、燥、疮疡、气血、内伤、虚损、喉痹、眼目、牙齿、腰痛、心痛、黄疸、痹、妇人、小儿等共33门，改名为《玉机微义》。全书以内科杂病为主，分门评述，有论有按，证方具备，并对徐彦纯原撰17门病症内容有所补充，如在卷一中风门中，增"内因似中风论"一条，在卷七疟门中，增"疟非脾寒及鬼食辨"一条。其中，一至七卷、三十四至四十三卷，计17卷，为徐彦纯原著《医学折衷》现存全部内容。八至三十三卷、四十四至五十卷，计33卷，为刘纯续增内容。通过刘纯的增补，使《玉机微义》成为一部包括内、外、妇、儿、五官等各科，内容齐备的有指导意义的中医学专著。

据《中国医籍考》载，《医学折衷》已亡佚。该书初貌只能从《玉机微义》中得以窥知，从中也可看出两书之间的递嬗关系。刘纯自序曰："始纯从学于江苏冯先生庭干，间尝请其义，授以会稽徐先生所著书一帙。"又曰："以先所著，取咳、热、火、暑、燥、寒、湿等门，诊证方例，妄意续于诸门之末。虽心同理，而不免获狂僭之过，因撫诸《内经》至数至名之旨。"洪武二十九年（1396），刘纯从其师冯庭干处得其原稿，辑成《玉机微义》，始序而刊行之。

《玉机微义》中有徐彦纯按语和刘纯按语，两者按语均对采摭先贤之医论及方药加以评判，论其是非。在徐彦纯原著内容中，徐彦纯按语以"按"字注明，刘纯按语则以"谨按"标示。在刘纯增补卷中，刘纯自己则或标"按"字，或标"谨按"。

《玉机微义》和其他的类书、全书不同。此书既不是广辑类抄，资料汇编，也不是寻章摘句，杂合各家以为己说，而是重点在于"诊证方例"的规范模式，精选类聚历代各家的不同理论见解，条分缕析。但凡重复荒诞、巫祝迷信者，一概不录。并且忠于原著，条条标明出处。尤其是对前人的理论观点，能判其得失，发其微旨，品其异同，几乎条条有评论，方方有分析，绝非仅是资料的罗列和堆积。据粗略统计，刘纯所作按语830余条，近7万言。所采录典籍、医家著作，从《内经》《难经》《伤寒论》《脉经》，至当时医家计有48人之多，可见其广辑博览，荟萃众家之长，在学术上不拘一格，不恪守一家之言。刘纯对众家之论，既有分析评判，又有继承发展。无论其分析评判，或继承发展，都汇聚和体现了刘纯精深的中医理论造诣和丰富的临床实践经验。

《玉机微义》每卷一门，每门一证，每证之下，均先摘录先贤有关本证的理、法、方、药。其中首为《内经》《难经》、张仲景著作等，次列著名医家论述，后述方药。徐彦纯、刘纯按语，则书于每论每方之后。这就使后学者在了解先贤有关理论和方药论述之后，通过徐彦纯、刘纯的按语，知其是非，取其精华，从而免误歧论。这对于用发展的眼光和实事求是的科学态度来认识疾病，提高临床疗效，无疑是正确的。因此，《玉机微义》可谓博而不滥、广而有精、述而有作，是一部启迪后学的好书。

《玉机微义》很重视理论与应用的统一，不盲从前人的观点，而是有分析、有取舍。如《玉机微义·中风门》对宋·严用和"中风先调气说"的评论："此说真气先虚，荣卫空疏，邪气乘虚而入，扩前人所未发。"然对严氏用八味顺气散治疗中风则提出异议，指出："其用药则未也，何者？四君子补脾胃中气药也。更用白芷去手阳明经风，乌药通肾胃间气，陈皮理肺气，青皮泻肝气。若风果在手阳明经，而肝、肺、肾、胃之气实者可用。但人身经有十二，皆能中邪，五脏之气，互有胜负，此方安能尽其变乎？"在《玉机微义·头眩门》"直指香橘饮"方后，徐彦纯按云："《直指方》云：淫欲过度，肾家不能纳气归元，使诸气逆奔而上，此眩晕出于气虚也。吐衄崩漏，肝家不能收摄荣气，使诸血失道妄行，此眩晕生于血虚也。夫既曰肾家不能纳气，使气奔上，而用此香散辛热之药，此药果能降气乎？又曰气虚，此药果能补气乎？又曰血虚加芎、归、官桂。夫血虚用芎、归则可矣，所加官桂与丁香、木香等药。纵使血有虚寒，亦难例用。若血虚有热者，其害将何如哉？"这一评论分析，十分透彻准确，对后学确有指导意义。刘纯在该门卷末也总结指出："头晕诸方，用药俱未切当。直指香橘饮之说，尤为背理。大抵外邪之感，理宜解表，但随其风寒暑湿以治。痰涎内蓄者，必当清痰为先。气虚者宜补气，如东垣之法。血虚者宜补血，如四物增损之类。若肾虚而气不降者，又当益阴而补肾。若专执前药，岂能护其肯綮耶？"刘纯用如此简单的几句，就将眩晕的病因病机及治疗基本原则予以概括。

《玉机微义》还特别重视证治的范式和鉴别诊断。如其集张子和"论嗽分六气无拘于寒"按云："此只述六气为病，故其中集司天胜复为咳之略。但无湿乘肺式，方治则来有之式，盖脱简尔。"上述"湿乘肺式""方治之式"，即证治之范式、模式。如中风，论述了真中、类中；腹痛，列举了伤寒腹痛、阴毒腹痛、属热腹痛、属血腹痛、因疝腹痛、泻痢腹痛、积聚腹痛、肠痈腹痛等。这些既是证治范式，又是鉴别诊断的依据。

《玉机微义》广集博采，所引古医籍数十部，其中不少今已失传，如《黄帝针经》、宋·赵嗣真《活人书释疑》、宋·李思训《保命新书》、宋·郑端友《全婴方论》、元·朱丹溪《外科精要发挥》、明·郭文才《疮科心要》及《外科正理论》等，今皆亡佚不存。又如《保命新书》，《宋以前医籍考》也无著录。尤其所引《黄帝针经》，极其重要。以上各书，现仅赖《玉机微义》而略知其鼎昧。因此，《玉机微义》非但是研究中医理论与临证的良好文献，亦为中医古籍整理、校勘、辑佚等提供了珍贵资料，盖其所引皆明初以前之版本。

《玉机微义》不仅对中国学者产生很大影响，对日本后世方派的发展亦为功非浅。日本李朱医方派即后世方派的大师曲直濑道三（1507—1595），及其高足、义子曲直濑玄朔（1549—1635），皆奉《玉机微义》为圭臬，并作为课本向弟子讲授。《玉机微义》约在明嘉靖间传入日本，曲直濑道三尝据明嘉靖九年（1530）黄焯本校勘翻刻，因而在日本广为流传。其三传弟子中山三柳亦重刊《玉机微义》，尤为精审。

《郑堂读书记》评述该书搜罗广泛，自《内经》以下，诸如张仲景、王叔和、巢元方等医论无不采用，而尤以刘河间、李东垣、朱震亨诸家之说为主，贵在善于折中其要，对诸门证治方例加以叙述，无不疏通其源流，引申其义类，折而有次，简而能赅，所述内容既无泥古之失，又无违古之讥，洵可为后学之精良佳作。《四库全书总目提要》对该书的评论是："其书虽皆探掇旧论旧方，而各附案语，多所订正。非钞撮者可比。"

明刻本《玉机微义》，为明正统初年刊行。由于年代久远，序、跋已残佚，卷端不著撰人。先后由日本学者及我国清末学部参事罗振玉收藏，足见其史料价值和版本价值之高。

三、《杂病治例》

"杂病"一词，首见于《灵枢》，次见于《伤寒杂病论》，隋唐以后，"杂病"与"杂证"通用，以此为书名或篇章之名者甚多。如金·李东垣

《杂病方论》、明·霍应兆《杂证全书》、明·彭浩《杂病正传》、明·刘纯《杂病治例》、明·张介宾《景岳全书·杂证谟》、清·徐大椿《杂病源》、清·沈金鳌《杂病源流犀烛》、冯兆章《杂证痘疹药性合参》和《杂证大小合参》、丹波元坚《杂病广要》等。

历代医家对"杂病"一词的理解不甚一致，含义模糊不清。但从历代文献来看，可以认为"杂病"有广义、狭义之分。广义上指外感病以外的多科疾病而言，狭义指某科"杂病"，即某科疾病之主病主证以外的无系统可寻的不便归类者。"杂病"与非杂病相比，一般来说，其病种多、范围广、病因病机复杂、辨证易于混淆。刘纯《杂病治例·兰室誓戒》中曰："杂证，看形气实者，宜以刘、张大法治之。形气虚，脉虚，或老幼羸弱脱荣者，宜以东垣之法治之，药亦不可太杂。是以丹溪云：吾每治病，用东垣之药，效仲景处方，庶品味数少，药力专精也。又云：以某药治某病，以某药监某药，以某药为引经。此得人之心法也。"

《杂病治例》是刘纯一生临床经验和心得的总结，此书言简意赅，为一部纲领性的杂病要诀。此书原为传授自家后人之作，故嘱"藏为家宝，且不可示人"。书中叙证74种，均以证为纲，以法为目，以症示例，以例见方。如风证，下分复气、捷嚏、汗、宣、下、双解、劫、理气、理血、补气、补血、通关透肌骨、导痰通经、清热、灸、针、熏、敷贴18法，见方30余首。在每证之下，刘纯首先用几句话纲领性地概括了本证病机及治疗原则，使后学者一目了然，直取精髓。如"痰饮"下云："痰之为物，随气升降，无处不到，亦有脾虚而痰饮作者。有五饮。"又，"喘"证下云："未发，以扶正气为主。已发，以攻邪为主。有外感邪盛。""盗汗"证下云："血虚、阴虚，小儿不须治。"这数语之言，实为每证之概论。

《杂病治例》首有萧谦序，朱丹溪《兰室集·医家十要》、刘纯《兰室誓戒》《戒行吟》《调鼎吟》。《医家十要》为朱丹溪之家训，是教诲后人恪守医德、修身治家的训条。这是历来医籍，包括朱丹溪本人及其亲传弟子戴元礼、赵以德、王履等著作中，从未披露过的珍贵资料。这些记载，为我们了解和研究元代医家世故和朱丹溪的处世哲学，提供了宝贵的依据。《兰室誓戒》是刘纯仿《医家十要》而自拟的家训；《戒行吟》《调鼎吟》是以七律诗体形式写成的医家自戒座右铭。

四、《伤寒治例》

　　明代初期，对《伤寒论》的临床应用十分盛行，但在文献研究的形式、方法上多承袭宋元遗风，较少注重对《伤寒论》原文的阐释，多以切合实用为要，在临证过程中验证、发挥、补充《伤寒论》。该时期《伤寒论》文献研究数量虽少，但不乏佳作。如陶华《伤寒六书》在研读、理解《伤寒论》原文基础上，结合作者心得，阐述了伤寒病因，六经传变，诊脉，证候的表里寒热、阴阳虚实及伤寒与杂病的鉴别，伤寒的辨证用药等，特别是对伤寒证候的分辨，最为详尽。刘纯在《伤寒治例》中，注重法、式、理、例，不局限于对《伤寒论》条文的辨析，"其法详审精密，于仲景原论之外，而能杂以后贤方治。"他如黄仲理《伤寒类证》、王履《医经溯洄集》、楼英《医学纲目·伤寒部》、许宏《金镜内台方议》、何渊《伤寒海底眼》等，均着意于探求《伤寒论》辨证论治规律，而疏于对原文的注释或版本考订。该时期的研究对象，是以《伤寒论》为主体的广义伤寒病，亦即一切外感病。这种研究模式对明代中后期的医家影响极大，成为明代《伤寒论》研究的主要形式。

　　《伤寒治例》撰年不详。观其体例，与《杂病治例》相仿佛。考《杂病治例·兰室誓戒》云："伤寒证候，宜熟读《伤寒论》《明理论》《百证歌》

及《吴蒙斋指掌图》。大抵紧要，在表里虚实寒热二字。况一证有兼证，看于著紧处先之。如结胸，身热发黄俱见，脉沉而实，宜陷胸合茵陈急下之，后看次第调之。是以不可执一，当看证例约之。"说明《杂病治例》应有伤寒一门，但现存《杂病治例》无伤寒一门。因此，推测此两书很可能是互为补充之作。据此，两书亦应是同一时期的作品。本书只有1卷，叙证96种，其中伤寒88种、温病8种。引用医家40余人。书写体例基本与《杂病治例》同，也为每证之下先叙纲要性概论，次述治则，治则之下为病状、病程和辨证，后为立方。全书以纲领提要的形式写成。

明代《伤寒论》研究，较之前后时代，更明显地具有崇尚实用、注重临床的倾向。具体表现为，治伤寒者，多以《伤寒论》为基础，推及广义伤寒病，亦即一切外感热病之辨治，其中包容大量温病学说之前导性研究。据《明史》记载，从永乐六年（1408）至崇祯十六年（1643），发生大瘟疫19次。临证之需要，更使得明代伤寒学者，始终把温病作为《伤寒论》研究的重要内容之一，从而较大程度地丰富了温病辨治方法。刘纯在《伤寒治例》中，简要讨论了温病、温疟、风温、温疫、温毒、湿温、暑证和暍证。如其论湿温曰："发热头疼，胸间多汗，两胫逆冷，妄言，脉阳濡而弱，阴小而急。"此对诊断湿温证具有参考价值。

清初伤寒学家汪琥曾给予《伤寒治例》很高的评价。他在《伤寒论辨证广注·采辑古今诸家书目》中说："书止一卷，其辨伤寒自发热始，至循衣摸床共八十七条（按：实为八十八条），末后又温疟等病八条。每条皆有治法，有如发热症，其治则曰解表，曰发汗，曰解肌、和营卫之类。其例则曰随病，曰随时，曰变例，曰禁例，曰针例。其法详审精密，于仲景原论之外，而能杂以后贤方治。萧易庵序云：治伤寒者循此而行，如射而中的，猎而获，可以起死回生。其言信不诬矣。"大抵刘纯注重法式理例、临证实用，不局限于《伤寒论》条文之辨析，汪琥所评是中肯的。

刘纯

学术思想

一、学术渊源

（一）私淑丹溪一派

《医经小学》杨士奇序云："纯，字宗厚，吴陵人，其父叔渊，彦修之高第，授受有自云。"《医经小学》自序云："昔丹溪朱先生以医鸣江东，家君亲从之游，领其心授。纯生晚学陋，承亲之训有年矣。"《玉机微义》杨士奇序云："近代张元素起北方，盖得神授，深造阃奥。再传李明之，三传王好古，南方朱彦修得私淑焉，遂为医家之正派。彦纯、宗厚又私淑彦修者也。"莫士安序云："宗厚之学……其学则私丹溪朱彦修，其法则有得夫汉及近代刘河间，李东垣之秘旨。"据此可知，刘纯承袭了朱丹溪的学术思想。中医各家学说对于学派的划分，亦将刘纯归为丹溪一派。

1. 首辑丹溪习医要语

《医经小学》中，首辑朱丹溪及其业师丘克容之习医要语，题为"医之可法为问"。其所载朱丹溪答门人问，首见于朱丹溪入室弟子赵以德所著《丹溪药要或问》，均为朱丹溪面训亲授赵以德之语。《丹溪药要或问》流传极少，明清以来，几近失传。因此，朱丹溪的这些语录，借刘纯方得以广布，为后人研究朱丹溪的医学思想提供了重要的第一手资料。

"医之可法为问"引李东垣曰："自伏羲、神农、黄帝而下，名医虽多，所可法者有几人哉？"就此阐明学医有法可效的内涵。其内容如下：

或问丹溪朱彦修先生曰：医之为事，切脉察病用药，先生必以读儒书者能之，何也？曰：非四书无以穷理尽性，成格物致知之功；非《易》无以知阴阳造化功用，消长生成之道，升降浮沉之理。孙真人曰：不知《易》者，不足以言太医。

问曰：医书何先？曰：必须先读《内经》《本草》《脉经》。非《内经》

无以识病，非《本草》无以识药，非《脉经》何以诊候？然后却参诸家之说。

又问：仲景《伤寒》，出证见方，为医书之祖，亦先须看否？答曰：凡先入者为主。《内经》尽阴阳之妙，变化无穷，诸书皆出于此。如越人演八十一难，止得《内经》中一二，仲景取其伤寒一节，河间以热论变仲景之法，东垣以饮食劳役立论。恐先仲景书者，以伤寒为主，恐误内伤作外感。先东垣书者，以胃气为主，恐误外感为内伤。先河间书者，以热为主，恐误以寒为热。不若先主于《内经》，则自然活泼泼地。

问曰：今之医但看《脉诀》，以为诊视，越诸方书，便可治病，以为简便。先生之教读《内经》，虽识病，无方可据；《脉经》千条万绪，难以抚寻。曰：正欲如此。人之生命至重，非积岁月之功，岂可便视人之疾？前人立论制方，有于《内经》意合者，有穿凿者，有立意偏者，有因病而以病人之虚实、形气、脉证而制方者。病之变化无穷，人之行志苦乐不一，地土所宜，证有相似，治有不同。不读《内经》，便欲据方施治，若有差误，死不复生。人虽不知，于心安乎？脉理精微，通阴阳造化之理，千变万化，圣人尚论其端绪，秘其蕴奥，善为脉者，从而推广。岂高阳生数语之《脉诀》能尽无穷之病耶？

先生曰：刘、张之学，其论脏腑气化有六，而于湿、热、相火三气致病为甚，多以推陈致新、泻火之法疗之。此固高出前代矣。然有阴虚火动，或阴阳两虚，湿热自甚者，又当消息而治之。东垣之谓饮食劳倦，内伤元气，则胃脘之阳不能举，并心肺之气陷入于中焦，而用补中益气等药治之，此前人所无也。然天不足于西北，地不满于东南，天阳而地阴。西北之人阳气易降，东南之人阴气易升。苟不知此，而从取其法，则于气之降者，固可以获效，而于气之升者，亦从而用之，吾恐反增其病矣。当以三家之论，去其短而取其长。又曰：阴不足而阳有余。因而思之，故人病气升者多，气降者少，是其验也。补其阴与阳齐等，则水火自然升降，所谓乾坤定位而离坎交也。凡治病用药，以前人方论未可者，切不宜孟浪，须沉潜思绎，千条万绪，必求气之所在而取之。不过格物致知之功，久久自入穷通变化之妙。

问曰：五运六气，《内经》备论，诸方所略，其理奥妙，未易造入，愿发明焉。曰：学医之初，且需识病机，知变化，论人形而处治。若便工于运气，恐流于马宗素之徒而云某生人于某日，病为某经，用某药治之之类也。人之脏腑，外应天地，司气司运，八风动静之变，人气应焉。岂不切当。苟不知此，为医未造其理，何以调之？杨太受常云：五运六气，须每日候之，记其风雨冥晦。而有应时作病者，有伏气后时而病者，有故病冲而动者，体认纯熟，久则自能造其至极。治病用药犹权衡，不可毫厘轻重也。若以执古方而治今病，更不酌量，吾不知其不能无少差也。

先生曰：吾每治病，用东垣之药，效仲景处方，庶品味数少，则药力专精也。

问曰：读《素问》有不晓者，奈何？曰：乃上古之书，中间多有缺文讹舛。且通其所可通，缺其所可疑。又王冰释于强解及失经意者，亦有之，须自要着力熟读玩味。

问曰：《素》《难》之外，更看何书为要？曰：外感法仲景，内伤法东垣，则仲景治法，更合《内经》。然于诸书皆须览过，以长识见。

问曰：先生治病，有证同而异治者，又非地土不同，老幼苦乐之异，何也？曰：阴阳气运，参差不齐，赋生有厚薄，五气有偏胜，脏腑刚柔不同。用药以抑强扶弱，取中而治，岂得而同也。

问曰：诸方立论，有多用热者，有多用寒者。时之异耶？地势之然也？曰：看方须要知其立意，取其所长，去其所短。人性偏执，其通疏者，自古及今，宁几人欤？

问曰：一人之证，久伏床枕，处方既定，前后又有加减者，何也？曰：内有初中、虚实之异，外有八风之变，四时更易，气运迭迁，七情所动，是以主病之药虽不更，佐使岂无加减也。

问曰：何以谓之通疏？曰：无先人之主，能穷变化之神，识时措之宜，致二五之精妙，合为冲和之气。虚则补之，实则泻之，寒者热之，热者寒之，上者抑之，下者举之。无所偏负，则自然天地位而万物育矣。

尝看成无己注《伤寒论》曰：夫伤寒之病，以阳气为主。只此一句，已见深造圣蕴。盖天之邪气，感则伤人气也；饮食起居七情，动则伤人形也。然此其深者，气病形乃应，形病气乃从。治病必求其本。

先生曰：仲景治伤寒，以寒字为主，用辛热、甘热等药者，主即病而言。河间治热病，以热字为主，用辛凉等剂者，主不即病，寒毒藏于肌肤，至春变温，至夏变为热病之意也。

问曰：阴阳之体用，先生尝以阴不足而阳有余，远取诸天地日月为譬其体也，近取呼吸升降为喻其用也，则得闻命矣。然阴阳虚实之体虽不同，而其升降之用，所乘之机，既无降杀，则阴之体本虚，曷用补哉？

先生曰：邵子谓天地自相依附，天依形，地附气。其形也有涯，其气也无涯。人之质，有涯者也，天癸绝后，形则衰矣。苟不益阴以内守，则阳亦无以发扬，为健运之能。是天失所依也，而为飘散飞荡，如丧家之狗耳。阳既飘散，则地愈失所附也。形气不相依附，则死矣。人其补养残衰伤朽之质，又何云哉。

先生曰：治病必分血气。如气病补血，虽不中病亦无害也。血病补气，则血愈虚散，散则气血具虚，是谓诛罚无过也。病或昼轻夜重者，血病也。昼重夜轻者，气病也。盖昼阳夜阴也。

以上内容为朱丹溪答门人"医之可法为问"。从学医必熟儒书开始，就先习的医书，以及五运六气、治病立方、阴阳体用等方面作答，简洁翔实，使后学易于明了。如认为四书可以穷理尽性、格物致知；《易经》可以知阴阳造化功用、消长生成之道、升降浮沉之理；医书必须先读《内经》《神农本草经》《脉经》。指出非《内经》无以识病，非《本草》无以识药，非《脉经》无以诊候，然后又参阅诸家之说。所答乃切身体会，有理有据，翔实完整，有益后学。

刘纯并载座右铭曰：学问所以别理欲、开昏闭；衣食所以防饥寒、广恩惠。言行要留好样与儿孙，心术要不得罪于天地。其载"卫生药室铭"曰：

治病之方，先顾元气。攻病击邪，斟酌药剂。邪轻剂轻，邪峻剂峻。元气成虚，峻剂当慎。必求其本，如流有源。泥标忘本，白首不痊。血病治血，气病治气。脏腑经络，逐一点视。虚的施补，实的施泻。察色听声，勿差纤芥。属寒治寒，属热治热。风湿燥火，细心分别。气微则逆，气甚则从。逆为正治，从乃反攻。从少从多，各观其事。其始则同，其终则异。必先岁气，毋伐天和。违待伐化，夭殃斯多。寒热温凉，用之远之。升降浮沉，顺时为宜。厥逆厥顺，道理玄微。或有所假，不必拘之。在表治表，在里治里。汗下之间，反掌生死。上制以缓，下制以急。缓急不分，无过受击。新病猛除，久病宽治。不久不新，宽猛相济。求治不诚，必当自宝。毋得苟就，轻此至道。病不可治，必当速已。毋得容情，启人之毁。凡此数条，圣师至训。洞然于胸，正行无问。

"卫生药室铭"所述内容对当今为医者亦有切实的指导意义，应传承推广。治病处方，即能"洞然于胸，正行无问"。

2. 记载丹溪医家十要

《杂病治例》首有萧谦序，并载朱丹溪《兰室集·医家十要》、刘纯《兰室誓戒》《戒行吟》《调鼎吟》。《医家十要》为朱丹溪之家训，是教诲后人恪守医德、修身治家的训条。据考这是历来医籍，包括朱丹溪本人及其亲传弟子戴元礼、赵以德、王履等著作中从未披露过的珍贵资料。这些记载，对我们了解和研究元代医家世故和朱丹溪的处世哲学提供了宝贵的依据。《伤寒治例》曰："厥考橘泉先生，受业丹溪之门，及翁继之，医道大行，家声大著。"《兰室集·医家十要》内容如下：

每日勤读医书，手不释卷，倘有良友，常宜请益。盖学海无尽，此乃务本之计。

早起晏眠，不可片时离店中。凡有抱病者至，必亲自诊视，用心发药，莫仍前，只靠郎中，惟务安闲。盖一日之计在于寅，一生之计在于勤。

照彼中乡原立价，一则有益于己，二则同道不怪。仍可饶药，不可减价。谚云：不怕你卖，只怕你坏。

行医及开首发药，当依经方写出药贴，不可杜撰药名，胡写秘方，受人驳问。

不可轻信人言，求为学官。盖尔只身年幼，难以支持，恐因虚名，而妨实利也。

同道中切宜谦和，不可傲慢于人。年尊者恭敬之，有学者师事之。倘有医头，但当义让，不可攘夺，致招怨谤。经云：礼之用，和为贵。

男治乎外，女治乎内，人之常也。家中事务，钱物出入，当令阃政掌管，庶可积蓄。仍置收支工作簿，以凭照用。倘有余，则办首饰器皿，以备缓急。不可收买玩具，及不急什物，浪费钱财。

邻友人情，除亲丧、疾病、庆贺随众外，其余无紧要者当已之。一则省钱，二则不废生理。至于馈送之礼尚往来，不可求奇好胜。古人有云：广求不如俭用。

郎中磨作，量其所入，可用几人。莫言人多好看，工价虽廉，食用甚贵。

开筵会客，命妓作乐，非不美也。当有故而为之，量力而行之。若不守本业，惟务宴逸，其窘可待矣。及有行院干谒，送至茶笔扇帕之类，初焉便不可接，当赠汤药一二贴，连物回还，自然绝其后患，若图风流之报。故《太上经》曰：乐与饵，过客止。宜细末之。

以上十说，皆朱丹溪先生诲子修身齐家之节要，从勤读医书、珍惜时光、行医处方、同道相处，甚及家中事务、钱物出入、邻友人情、欲与乐等，直言而不文。认为此十说应当置之座隅，朝夕一览。如果能遵而行之，则可成家立业。若不听信，必有饥寒冻饿之忧，进退而难，悔将何及矣。

刘纯仿《医家十要》而自拟家训《兰室誓戒》，具体内容如下：

医事本吾儒之余事，可以济物，患难中可以防身。古人云：养道而已。切不可恃意妄为穿凿，与人为治，误人生命，不惟祸及自身，殃堕九祖尔。但以活人之心为心，本于因民之所利而利之，一则生意自有，二则祸患自无也。

吾宗累世簪缨名门右族，吾父橘泉翁始从丹溪朱彦修学此术，患难中实得济。余又得从乡先生冯庭干、许宗鲁、丘克容数君子印正，方始道明艺精。但以因虚名，多受权要掎撼。后吾子孙，遇道行时，仍守儒业可也。

此集本求古人为治之法，如指诸掌，可以见法例之变无穷，病证之机不一，谆谆求究，藏为家宝，切不可示人，传诸不道不义之士。

伤寒证候，宜熟读《伤寒论》《明理论》《百证歌》及《吴蒙斋指掌图》。大抵紧要，在表里虚实寒热二字。况一证有兼证，看于著紧处先之。如结胸，身热发黄俱见，脉沉而实，宜陷胸合茵陈急下之，后看次第调之。是以不可执一，当看证例约之。

杂证，看形气实者，宜以刘、张大法治之。形气虚，脉虚，或老幼羸弱脱荣者，宜以东垣之法治之，药亦不可太杂。是以丹溪云：吾每治病，用东垣之药，效仲景处方，庶品味数少，药力专精也。又云：以某药治某病，以某药监某药，以某药为引经。此得人之心法也。

刘纯认为，应"以活人之心为心，因民之所利而利之"，表明所学"始从丹溪朱彦修学此术"，又得从乡先生冯庭干、许宗鲁、丘克容数君子印正，方始道明艺精。所著"求古人为治之法，如指诸掌"，藏为家宝，不可示人；辨治伤寒、杂证，得张仲景、刘河间、张子和、朱丹溪之心法。

《戒行吟》《调鼎吟》，是以七律诗体形式写成的医家自戒座右铭。

戒行吟

　　药术全揽利泽心，活人阴骘在居仁。若无道谊精诚者，必有神明暗伺人。济物共登同寿域，修真半养自家身。杏林橘井俱陈迹，尚赖余芳种德新。

调鼎吟

　　茫茫宇宙一乾坤，调鼎工夫辈辈传。指鹿心机从造伪，问牛气象实调元。贪人败俗淳风变，良相匡时化日全。四海雍熙民物阜，春风花柳保年年。

以上两首诗，一首表露医术行道之用心，戒慎如此。一首以见大道之本，调元之意如斯。所谓达为良相，不达则为良医，非流俗工技之比，实非小材小智所可窥，良医不是随便可为的。

（二）从学于乡先生

刘纯除私淑朱丹溪外，还从学于乡先生冯庭干、许宗鲁、丘克容等人，得以博采各家之长。前《杂病治例·兰室誓戒》曰："吾父橘泉翁始从丹溪朱彦修学此术，患难中实得济。余又得从乡先生冯庭干、许宗鲁、丘克容数君子印正，方始道明艺精。但以因虚名，多受权要捃摭，后吾子孙，遇道行时，仍守儒业可也。"《玉机微义》自序中亦说："始，从学于江右冯先生庭干，间尝请其义。"

《医经小学·医之可法为问》中，亦辑业师丘克容习医要语。广陵丘克容先生曰："今医之专门于刘、张者，率以发汗吐下施治，盖本诸张子和十形三疗。若曰风寒暑湿燥火、内伤外伤、内积、外积，视其中人身之上若下，必三法之可已。果子和之遗意欤？何其与《内经》、仲景之言大不相似也？《内经》示曰：邪气盛则实，精气夺则虚。又曰：虚则补之，实则泻之。邪盛而实当泻，三法或可以也。精夺而虚当补，将无他治欤？第曰：木郁则达之，火郁则发之，土郁则夺之，金郁则泄之，水郁则折之，是亦汗吐下之别称也。向使此无彼遇，果例用欤？仲景治外感，分六经，别腑脏，亦尝发汗吐下也。太阳有解肌，少阳则三禁，并病用刺法，岂无其故欤？子和亦曰：不读本草，焉知药性。又曰：识病得法，工中之甲。仗三疗疗十形，又何必知药性，求得法哉？岂子和真书亡于金源氏之南迁，此特后人附会其说，而执迷妄意者，遂以鲁莽之言为的确之论，甚至认虚为实，假寒为燠。其于适事为故，与夫各安其气之说，略不加究。志古之士，独无憾焉。"由此可知，刘纯承继张子和汗、吐、下三法，亦效法丘克容先生而来。

（三）荟萃众家之长

刘纯的医学思想，大抵师法朱丹溪，旁参刘河间、张洁古、李东垣等金元诸家。他不恪守一家之学，自《内经》以下，诸如张仲景、王叔和、巢元方等医论无不采用，所采录医著从《内经》《难经》《伤寒论》《脉经》，至当时医家计有48人之多，而尤以刘河间、李东垣、朱震亨诸家之说为主，贵在善于折中其要，对诸门证治方例加以叙述，无不疏通其源流，引申其义类，折而有次，简而能赅，所述内容既无泥古之失，又无违古之讥，诚可为后学之精良佳作。

《医经小学·医之可法为问》末书曰："夫医道之有《内经》以来，历代名医著述之藏有司者，至有元时得一百七十九家、二百九部、一千二百五十九卷，不为不多矣。然其要者宁几欤？惟七书而下，所可法者。"如成无己《伤寒明理论》、刘河间《素问病机原病式》、李东垣《内外伤辨惑论》《医学发明》《活法机要》、王好古《此事难知》、罗谦甫《卫生宝鉴》、朱丹溪《局方发挥》及滑伯仁《十四经发挥》、徐用诚《本草发挥》，皆"启七书之精奥，为体用之本领"。可见其广辑博览，荟萃众家之长，在学术上不拘一格，不恪守一家之言。刘纯对众家之论，既有分析评判，又有继承发展。无论其分析评判和继承发展，都汇聚和体现了刘纯精深的中医理论造诣和丰富的临床实践经验。

二、学术特色

（一）"方剂归经"思想

明清是中国医学史上的重要时期之一，在本草文献及整个中医药领域中，药物归经作为一种专门的药性理论，得到基本定型并进一步成熟。但是，经络理论在药物归经中的运用，似乎已经不再像张元素时期那样清晰，对于归经、归脏、归其他区域的认识更加模糊多变，中药药性理论表面上统一，却造成人们对药物归经之"经"的本质理解混乱，致使这种"药物归经"虽然发展成为专门药性理论，却难以如张元素时期那样，更好地发挥对于某些对应药物的疗效的概括作用。

明代初期，一些医家主要是传承金元医家格致医理的学术特点，并在此基础上融入自己的临床思辨。《玉机微义》就是代表之一。该书关于"方剂归经"的论述，被一些学者认为是有关"方剂归经"思想的较早记载。该时期广泛应用于临床的"命门"用药理论，亦应该为药物归经理论思辨的突出表现之一，而建立在"命门"学说基础上，一系列围绕"命门"的经络理论思辨，应该算作这一时期部分医家对于经络理论在药物归经中的应用特点。

徐彦纯、刘纯对于易水学派的气味归经学说十分重视。他们不仅将其对应于单味药的药理解说，而且广泛运用于方剂的释义。几乎每方之后均有"某某经药也"的按语。如《太平惠民和剂局方》之人参白虎汤下按云："此手太阴足阳明药也。"缩脾饮下按云："此手足太阴少阴足阳明经药也。"等等。这是此书释方的一大特色。

1. 以脏腑经络定位方剂主治

以脏腑经络定位方剂主治，是此书方药归经内容的主要特点之一。如《玉机微义·中风治法·发表之剂》曰："金匮续命汤（《千金》名西州续命），治中风痱，身不收，口不能言，冒昧不知痛处，拘急不能转侧。麻黄三两（去节），桂枝（去皮）、当归、人参、石膏（碎，绵裹）、干姜、炙甘草各二两，川芎一两，杏仁（去皮尖）十四枚。上㕮咀，水煎。按：心、肺、脾、胃、肝之药也，又太阳经血气药也。"

从中可以体会刘纯所论述的特点：①传承性：传承《金匮要略》脏腑经络用药特点，从脏腑和经络两个角度对方药进行归经，即将金匮续命汤的方药，定为"心、肺、脾、胃、肝之药也，又太阳经血气药也"。②整体性：虽言方剂，在涉及归经时，主要将方剂归经以归属脏腑或经络之药表示，体现了方和药在按照脏腑经络辨证运用过程中的整体性。③创新性：对比张元素的著作，不难发现，刘纯此处对于方剂归经的论述，实来自张元素对于药物主治归经的认识，应该说是作者在传承易水学派"药物归经"学说的基础上，对于方剂进行"归经"的结果。

2. 按六经进行分经选方用药

《玉机微义》卷三曰："陈无择云：经曰春伤于风，乃四时之序也。或表中风在经络中，循经流注，以日传变，与伤寒无异……仲景太阳经，分伤寒、伤风不同……凡太阳病皆谓之伤寒。今别立伤风一门。且依先哲以太阳经为始，分注六经，学者当自知。按：此分伤风六经用药，可谓发诸家之未备。在足太阳膀胱经，用桂枝汤；足阳明胃经，用杏子汤；足少阳胆经，用柴胡加桂汤；足太阴脾经，用桂枝芍药汤；足少阴肾经，用桂附汤；足厥阴肝经，用八物汤。其方以桂枝汤三味，加以各经之药……谨按：伤风一证，仲景与伤寒同论，其药虽有麻黄、桂枝之分，至于传变之后，亦未尝悉分之也。"由以上这段论述，可以看出刘纯从伤风六经用药，发扬仲景论伤寒六经传变学术思想，认可陈无择"表中风在经络中，循经流注，以日传变，与伤寒无异"的观点，并进一步按照足六经进行分经选方用药，此处所言六经很明显为足六经；刘纯认为伤风应按照足六经传变过程选方用药，并意识到足六经传变过程中仍然得注意表里虚实之分。

3. 以经络直接归类方剂

药物归经中涉及经络理论的运用，历代医家对此有不同的认识。表面上，经络理论起到连接脏腑与药物进而组成方剂的作用，而其实质应该是起到代脏腑受邪用药的作用。基于经络直接对方剂进行分类，是本书被认为是最早"方剂归经"文献的重要证据。如《玉机微义·咳嗽门》"手足太阴之剂"条所言："东垣加减泻白散，治阴气在下，阳气在上，咳嗽、呕吐、喘急……按：此二方手太阴气分药也……故言盛者，非言肺气盛也，言肺中之火盛也。言有余者，非言肺气有余也，言肺中之火有余也。故泻肺以苦寒之剂，非泻肺也，泻肺中之火，实补肺也。用者不可不知。然以上二方，略有加减不同，故两存之。局方款冬花散……按：此手太阴之药，出足太阳麻黄例，兼发表也……金匮泽漆汤……按：此出太阳解肌例，然未至为肺痿药也。"

此段论述，不仅直接应用"手足太阴之剂"等经络与方剂结合的名称，来命名主治咳嗽、呕吐、喘急的方剂，而且刘纯对于这类方剂的主治病候，在病因病机上进行了较详细的解释。

在理论上，对于外感疾病，脏腑受邪，只有通过经络才能表现于外，或外邪侵犯机体时，一般是经络先受邪表现出种种外在证候，才能进一步通过经络传变，逐渐传入脏腑，进而导致脏腑功能异常；再通过经络，将脏腑功能异常的表现反映于体表；对于内伤脏腑，只有通过经络才能实现脏与脏、脏与腑之间的不断传变，也只有通过经络才能将脏腑功能的异常表现于外，表现出种种外在证候。

（1）以经脉循行和病候为归经依据

一般而言，医家对经络理论的认识，都不同程度地体现了对前代医家学术思想的传承。《内经》奠定了经络理论基础，后世针灸学专著虽有丰富或发展，但都是以《内经》为本。《内经》中大量的关于经络循行和病候的记载，为后世以经络理论指导方药运用提供了依据。

古代医家用某一药物治疗某部位病症而获效，经过反复实践，就对该药物的效用形成经验性认识；当进一步对该药物的主治作用加以总结或解释时，就需要有一定的理论知识。而《内经》中的经络理论，就为归纳、总结中药的作用提供了理论基础。

（2）药物作用通过经脉气血引导

认识经络理论，离不开其与气血的关系。经络是气血运行的通道，《灵枢·本脏》曰："经脉者，所以行血气而营阴阳，濡筋骨，利关节者也。"《难经·二十三难》曰："经脉者，行血气，通阴阳，以荣于身者也。"经络离不开气血，气血也离不开经络。气血与经络关系密切，以致与经络同用或互代。而药物与气血的关系，是历代医家强调的重点，经脉气血循环理论对药物作用原理的探究提供了认识基础。气血是连接经络与外在腧穴、内在脏腑的重要纽带，在说明药物作用原理时，又成为认识药物与经络关系的引导。

（3）方证对应及经络脏腑的相关性

药物归经，不仅是一种药性理论，其本质上是药物作用定位与病位的关系。而这两种定位均涉及经络脏腑理论，并与医家的辨治思维模式有关。方剂与证候的相关性，证候与经络脏腑的关系，决定了方剂与经络脏腑的相关性。药物归经是方证对应的理论升华之一。

如此，对于经络和脏腑、经络和方药的关系，以及经络在中药归经中的作用也就不难理解了。而中医经典《内经》《难经》中的经络理论，主要表现在经脉循行和经络主治证候上，实际上也只是起到了加强部分脏腑之间、脏腑与体表部位之间、脏腑与药物之间联系和分析部分疾病病因病机的作用。刘纯的药物归经理论，即建立在此经络理论知识背景下。

（二）"十九畏"歌诀

"十九畏"，属中药药性基本理论范畴，是众所周知的配伍禁忌，从古本草到近代的中药学专著、教材等，均注明某些药物不能同用。所谓配伍禁忌，是指某些药物若合用会产生或增强剧烈的毒副作用，或降低和破坏药效，应该避免配合应用。但"十九畏"究竟属于药物"七情"中的"相恶"还是"相反"，众说纷纭，至今仍无定论。

1."十九畏"的源流

（1）"十九畏"药物的最早本草文献记载

"十九畏"歌诀中的药物，人参、巴豆、狼毒、犀角、硫黄、朴硝、水银、赤石脂8种，始见于《神农本草经》；牵牛子始见于《名医别录》；丁香始见于刘宋《雷公炮炙论》；郁金始见于《药性论》；密陀僧始见于唐代《新修本草》；三棱始见于唐代《本草拾遗》；川乌、草乌始见于唐代《药谱》；砒霜始见于《日华子本草》；五灵脂始见于宋代《开宝本草》；官桂始见于宋代《图经本草》；牙硝始见于宋代《嘉祐本草》。

总结"十九畏"中各个药物的最早本草文献记载，人参、巴豆、狼毒、犀角、硫黄、朴硝、水银、赤石脂，早在《神农本草经》中就已出现；五灵脂、牙硝、官桂，直到宋代才有记载。因而，"十九畏"歌诀的出现应该不早于宋代。

（2）"十九畏"的最早文献记载

"相畏"一词早在《神农本草经》中就有记载，但在梁·陶弘景的《本草经集注》、南朝刘宋时期雷敩的《雷公炮炙论》、唐·苏敬等人的《新修本草》、唐陈藏器的《本草拾遗》、宋·唐慎微的《经史证类备急本草》、金元·张元素《珍珠囊》等主要本草著作中，均未论及"十九畏"。高晓山认为，"十九畏"的形成不早于12世纪，是一种晚出的配伍禁忌。形成之初，其药性意义不同于"七情"中的"相畏"。《中药药性论》，从先人医后兽医的角度出发，认为人医著作初成"十九畏"歌诀，再传至成书于1608年的兽医文献《元亨疗马集》，应在《本草纲目》之前。

我们利用北京中医药大学基础医学院中医学信息研究室"中医全文数据库"，检索历代医药书籍652本，出现"十九畏"的仅有5本：《医经小学》（1388）、《古今医统大全》（1556）、《药鉴》（1598）、《珍珠囊补遗药性赋》（不详）、《本草问答》（清代）。这5本书中，除了《本草问答》仅提到"十九畏"一词外，其余4本对"十九畏"歌诀的记载内容基本一致，仅有文字上的出入。总之，"十九畏"一词出现较晚，应在宋金元之后。从所收集的资料来看，"十九畏"的最早文献记载为明代刘纯的《医经小学》，也就是"十九畏"最早以歌诀的形式存在。

（3）"十九畏"歌诀的最早文献记载

查阅明以前的主要医药著作，《神农本草经》《本草经集注》《雷公炮炙论》《新修本草》《本草拾遗》《经史证类备急本草》《备急千金要方》《千金翼方》《珍珠囊》等，均无"十九畏"歌诀的记载。

直到明代刘纯的《医经小学》、徐春圃的《古今医统大全》、杜文燮的《药鉴》，以及成书年代不详的《珍珠囊补遗药性赋》，才有"十九畏"歌诀的记载。《医经小学》，为明·刘纯著于1388年；《古今医统大全》，为明代祁门名医徐春圃于 1556 年编成；《药鉴》刊于 1598 年；《珍珠囊补遗药性赋》作者原署李东垣，后代学者怀疑为后人伪托。记载"十九畏"的 5 本书中，有 4 本是对歌诀的记载。

《珍珠囊补遗药性赋》卷首，为元山道人的原叙一篇。其云："往尝向学，以未博医为欠事。一日，思取古人，既目医道类为小道，又谓人不可以不知医……医不可以不知医也，亦不必于尽知也，非尽知不可也。顾吾所事者大。其余所谓医者，精神有分数，日月不长居也。君子于医，苟知其概，以知之者付之专之者，斯固不害为知也。此吾有取于药性赋也。虽然，吾为专十大者言也。苟有奇世之人，小大而无不知者，奚必尽守乎吾言。或曰：斯人也，吾见亦罕矣。此吾有取于药性赋也。"

元山道人自称为《珍珠囊补遗药性赋》的作者，但此书无年代记载，因而难以考证其真实作者。后世许多医家认为，《珍珠囊补遗药性赋》并非李东垣所著，为后人伪托其名编纂。李时珍在《本草纲目·序列》中有一段专门的论述，其云："《洁古珍珠囊》……书凡一卷，金易州明医张元素所著。元素，字洁古，举进士不第，去学医，深阐轩、岐秘奥，参悟天人幽微。言古方新病不相能，自成家法。辨药性之气味、阴、阳、厚、薄、升、降、浮、沉、补、泻、六气、十二经，及随证用药之法，立为主治、秘诀、心法、要旨，谓之《珍珠囊》，大扬医理，《灵》《素》之下，一人而已。后人翻为韵语，以便记诵，谓之东垣《珍珠囊》，谬矣。惜乎止论百品，未及遍评。"尚志钧《历代中药文献精华》认为，《珍珠囊补遗药性赋》是钱允治于明天启二年（1622）编撰而成，托名于李东垣。《中药药性论》中，王今觉认为《珍珠囊补遗药性赋》为明代严萃所著。

目前，能确定成书年代的是《医经小学》。该书成于洪武二十一年（1388），书中按"药本五味""药性指掌""妊娠服禁""引经药报使""六陈""十八反""十九畏""用药法象"的顺序编写。其中，"六陈"下未加任何注释;"十八反"下小字注"二首"并出《儒门事亲》;"十九畏"下注"一首";"用药法象"下注"一首"。与"十八反"相邻的,有"六陈"与"十九畏",但其未注释"二首"具体指哪二首。《儒门事亲》第十四卷,按"治病""六陈""十八反""运气歌"的顺序编写,其中未见"十九畏"。因而,《医经小学》中出自《儒门事亲》的"二首"不包括"十九畏",也就是说,"十九畏"歌诀并非出自《儒门事亲》。

《医经小学·卷一·药性指掌》中注曰:"集注见《东垣珍珠囊》,增二十六味。"而"十九畏"下却未见注释。据此推理,刘纯所见到的《珍珠囊补遗药性赋》并未记载"十九畏"歌诀。现在所通行的《珍珠囊补遗药性赋》,为清·王晋三重辑,所以其所载的"十九畏"歌诀,可能为后人添加所致。

通过上面的研究对比,可以发现,《医经小学》的成书年代应在《珍珠囊补遗药性赋》之前;最早记载"十九畏"歌诀的书籍,应是1388年明·刘纯所撰的《医经小学》。

2."十九畏"歌诀的比较

检索历代医药书籍652本,记载了"十九畏"歌诀的仅4本:《医经小学》《古今医统大全》《药鉴》《珍珠囊补遗药性赋》。《医经小学》所载"十九畏"歌诀如下:

"十九畏"歌诀 (《医经小学》)

硫黄元是火之精　　朴硝一见便相争

水银莫与砒相见　　狼毒最怕蜜陀僧

巴豆性裂最为上　　偏与牵牛不顺情

丁香莫与郁金见　　牙硝难合京三棱

川乌草乌不顺犀　　人参又忌五灵脂

官桂善能调冷气　　若逢石脂便相欺
大凡修合看逆顺　　炮爁炙煿要精微

《珍珠囊补遗药性赋》中记载的"十九畏"歌诀如下：

"十九畏"歌诀（《珍珠囊补遗药性赋》）

硫黄原是火中精　　朴硝一见便相争
水银莫与砒霜见　　狼毒最怕密佗僧
巴豆性烈最为上　　偏与牵牛不顺情
丁香莫与郁金见　　牙硝难合荆三棱
川乌草乌不顺犀　　人参最怕五灵脂
官桂善能调冷气　　若逢石脂便相欺
大凡修合看逆顺　　炮爁炙煿莫相依

《医经小学》与《珍珠囊补遗药性赋》"十九畏"歌诀的不同之处，见表1：

表1　"十九畏"歌诀比较表

出处	《医经小学》	《珍珠囊补遗药性赋》
第一句	硫黄元是火之精	硫黄原是火中精
第二句	水银莫与砒相见	水银莫与砒霜见
第四句	狼毒最怕蜜陀僧	狼毒最怕密陀僧
第五句	巴豆性裂（通烈）最为上	巴豆性烈最为上
第八句	牙硝难合京三棱	牙硝难合荆三棱
第十句	人参又忌五灵脂	人参最怕五灵脂
第十三句	大凡修合看逆顺	大凡修合看顺逆
第十四句	炮爁炙煿要精微	炮爁炙煿莫相依

《古今医统大全》中记载的"十九畏"歌诀如下：

"十九畏"歌诀 （《古今医统大全》）

硫黄原是火之精　　　朴硝一见便相争

水银莫与砒相见　　　狼毒最怕蜜陀僧

巴豆性烈最为上　　　偏与牵牛不顺情

丁香莫与郁金见　　　芒硝难合京三棱

川乌草乌不顺犀　　　人参又忌五灵脂

官桂善能调冷气　　　石脂相见便跷蹊

大凡修合看逆顺　　　炮爁炙爆要精微

《药鉴》中记载的"十九畏"歌诀如下：

"十九畏药性" （《药鉴》）

硫黄元是火之精　　　朴硝一见便相争

水银莫与砒霜见　　　狼毒最怕蜜陀僧

巴豆性烈最为上　　　却与牵牛不顺情

丁香莫与郁金见　　　牙硝难合京三棱

川乌草乌不顺犀　　　人参又忌五灵脂

官桂善能调冷气　　　石脂相见便跷蹊

4本书中对"十九畏"歌诀药物的记载基本一致，无明显出入，仅有几处细微差别：《医经小学》《古今医统大全》《药鉴》记载为"蜜陀僧"，《珍珠囊补遗药性赋》记载为"密陀僧"；《医经小学》《古今医统大全》《药鉴》记载为"京三棱"，《珍珠囊补遗药性赋》记载为"荆三棱"；《医经小学》《古今医统大全》记载为"砒"，《药鉴》《珍珠囊补遗药性赋》记载为"砒霜"；《医经小学》《珍珠囊补遗药性赋》《药鉴》记载为"牙硝"，《古今医统大全》记载为"芒硝"。

3."十九畏"与"十九畏"歌诀的关系

关于"十九畏"与"十九畏"歌诀的关系,目前为止,未见医药书籍的记载或医家学者的研究。二者的关系可能有两种:①"十九畏"形成在前。"十九畏"形成之后,后世医家将其概括为歌诀形式。即"十九畏"形成在前,歌诀形成在后,歌诀是对"十九畏"的概括,以便于记忆、流传。②"十九畏"歌诀形成在前。"十九畏"是"十九畏"歌诀的简称。即"十九畏"歌诀形成在前,"十九畏"为后世对其的简称。

如果"十九畏"歌诀形成在后,古代书籍应有"十九畏"的记载,查阅明以前的主要本草著作《神农本草经》《本草经集注》《新修本草》《经史证类备急本草》《珍珠囊》等,均未提及"十九畏"。

自明代《医经小学》记载"十九畏"歌诀以来,后世医药书籍中亦有相关记载,对"十九畏"的记载与《医经小学》的歌诀内容无明显出入。由此可见,"十九畏"与"十九畏"歌诀的关系可能是第二种,即"十九畏"是"十九畏"歌诀的简称,"十九畏"形成之初即以歌诀的形式存在。

4."十九畏"的发展

《药鉴》将"十九畏"总结为"十九畏药性",其记载见前歌诀,与《医经小学》所记载的"十九畏"歌诀相比较,二者的差异在于"大凡修合看逆顺,炮燀炙煿要精微",《药鉴》略去了和炮制相关的最后两句歌诀。

《本草问答》记载:"《本草》明言十八反:半贝蔹蒌及攻乌,藻戟遂芫均战草,诸参辛芍反黎芦。又有十七忌、十九畏,宜恪守乎……性之反者,如水火冰炭之不容,故不可同用。然仲景有甘遂、甘草同用者,又取其相战以成功,后人识力不及,总以不用为是。至于相畏相使可不必论,相忌亦难尽拘。"可见,《本草问答》认为,"十八反""十九畏"一般不能同用,但是不能拘泥于此，并用张仲景配伍应用"十八反"举例，说明"十八反""十九畏"不应作为绝对的配伍禁忌。

近代的医药专著、教材，则将"十九畏"列为配伍禁忌，与"十八反"相提并论。全国中医药行业高等教育规划教材《中药学》，在用药禁忌一章中指出，用药禁忌包括配伍禁忌、妊娠用药禁忌、服药时的饮食禁忌。"十九畏"与"十八反"属于配伍禁忌。不同年代版本的《中华人民共和国药典》(简称《药典》)虽不称"十九畏"，但从其内容及 [凡例] (1963 年《药典》) 来看，也是将"十九畏"归入配伍禁忌之中的。

以上研究显示，依据"十九畏"中各个药物的最早本草文献记载，人参、巴豆、狼毒、犀角、硫黄、朴硝、水银、赤石脂早在《神农本草经》中就已出现，牵牛始见于《名医别录》，丁香始见于刘宋《雷公炮炙论》，郁金始见于《药性论》，密陀僧始见于唐代《新修本草》，三棱始见于唐代《本草拾遗》，川乌、草乌始见于唐代《药谱》，砒霜始见于《日华子本草》，五灵脂、牙硝、官桂直到宋代才有记载，"十九畏"歌诀的出现应该不早于宋代。而"十九畏"的最早文献记载为明代刘纯的《医经小学》，"十九畏"应是"十九畏"歌诀的简称，"十九畏"形成之初即以歌诀的形式存在。古代记载"十九畏"歌诀的 4 本书籍 (《医经小学》《古今医统大全》《药鉴》《珍珠囊补遗药性赋》) 中，记载内容基本一致，无明显出入，仅有几处细微的文字差别，《药鉴》将"十九畏"总结为"十九畏药性"。近代医药书籍对"十九畏"的记载，多将其作为配伍禁忌。

（三）创平针法

针灸学在经过了唐宋金元时期"诸子蜂起、百家争鸣"的发展之后，汇集文献类著作应运而生，成为明代针灸学术发展的主要特点之一，即以综合见长。明代的针灸著作多为汇集文献类书，有 1/3 的著作是转载前代资料而来。如全循义、金义孙的《针灸择日编集》，是对古代人神禁忌论的汇集；刘纯的《医经小学》，也将其针灸内容标明了出处；大型类书《普济方》中的针灸门，几乎把明代以前诸书的针灸内容收罗殆尽。最具代表性的是分别产生于明代前、中、后期的《针灸大全》《针灸聚英》《针灸大成》。这些汇集文献类著作，保存了大量的古代资料，为更多的人看到更多的针灸著作提供了方便。

刘纯在针灸学方面的贡献，主要体现在对针法的临床实用性的研究上，总结并开创了一些简明实用的手法，并在《杂病治例》中记载各种杂病的针灸方法，或针或灸，或补或泻，简明扼要，便于参考运用。

1. 针灸歌赋的盛行

针灸歌赋的盛行，反映了针灸学重实用的学术传统。据统计，现存的针灸歌赋中产生于明代的达百余种。歌赋固然有它的优越之处，如汪机称其"欲人易记诵耳，安可不读"，吴崑认为针灸歌赋"小者虽卑近，亦高远之阶梯"，说明了针灸歌赋在当时的地位。但歌赋所具有的局限也很明显，它们只是把针灸理论加以五言、七言韵语化，并未做深刻的探讨。尤其是明代产生的歌赋大部分是关于手法和治疗方面的，如《针灸聚英》《针灸大成》中，把烧山火、透天凉、青龙摆尾、赤凤摇头等手法总结成歌诀，除普及作用外，没有更积极的意义。明代诸书中几乎都有歌赋的记载，《医经小学》《医学入门》甚至通篇以韵语记事，这种风气一直持续到清代。

《医经小学》中，也将十二经脉、奇经八脉及周身经穴，编成歌诀，颇便诵读。其中，卷三为经络，主要论述经络及经穴，未述腧穴的位置、主治和针灸法；卷五为治法，其中有"针法"一节，有一定参考价值。此外，《玉机微义》载有灸法，《杂病治例》《伤寒治例》各证下都载有针灸法。

2. 针灸文献的整理

对明代以前针灸文献的整理，是刘纯对针灸学的主要贡献。刘纯不是单纯地汇集针灸文献，而是以按语形式，或编以歌赋，简明实用，便于记诵。《医经小学》卷三的"十二经脉""奇经八脉""十二经气血"均出于《内经》，"十二经本一脉"集自金·李东垣的《医学发明》，"周身经穴赋"是刘纯根据古代针灸文献所载经穴所作，均为歌赋形式，朗朗上口，便于记忆。例如"十二经气血"，刘纯集曰："多气多血经需记，大肠手经足胃经。少血多气有六经，三焦胆肾心肺脾。多血少气心包络，膀胱小肠肝所异。"此外，《医经小学》引用了《黄帝针经》的许多内容。据考证，《黄帝针经》为金代佚名氏所撰，是一部特色鲜明，见解深刻的针灸学专著，惜此书现已散佚。《医经小学》卷三之"十五络脉""经脉交会八穴""经穴起止""十二经井荥输经合穴""经脉流注""十二纳甲"及《医经小学》卷五之"针法""禁针穴""禁灸穴"等均出自《黄帝针经》，使其部分学术思想得以保留和传播。如《医经小学·卷三·经脉流注一首》，出自《黄帝针经》："肺寅大卯胃辰经，脾巳心午小未中。申膀酉肾心包戌，亥三子胆丑肝通。"

　　《内经》依照"天人合一"的思想把人体与自然视为统一的整体，建立了"天人合一"的理论，已认识到随着天体运行、寒暑往来、昼夜交替的自然变化，人体的生理功能也发生着年、月、日等节律性变化。《灵枢·营卫生会》云："太阴主内，太阳主外，各行二十五度，分为昼夜……夜半而大会……平旦阴尽而阳受气，如是无已，与天地同纪。"指出了营卫运行的昼夜节律，即始于平旦（寅时），周而复始。《灵枢·营气》对营气周流于十二经脉的描述，即"气从太阴出注手阳明，上行注足阳明与足太阴合，行手少阴……会手太阳……合足太阳……注足少阴……循手心主脉……合于手少阴……注足少阳……合足厥阴……从肝上注肺"，明确了十二经脉的循环流注次第。后世医家将十二时辰与十二经脉气血之流行依寅时注肺一一相合，产生了十二经脉与十二时辰的配属关系，即所谓各经络脏腑气血流注而当旺的时辰。元·王国瑞在《扁鹊神应玉龙经》中，首次记载了"地支十二属歌"，其后刘纯《医经小学》有"经脉流注一首"，十二时辰气血流注理论逐渐形成，为明代高武《针灸聚英》根据十二经气血流注择时补泻针法的形成奠定了基础。

3. 首创平针法

《灵枢·经脉》有云："不盛不虚，以经取之。"但并没有指出具体的操作手法，至明代刘纯尊其经意，首创无疾徐之别、无补泻之分的平针法，并用于临床，如《杂病治例》记载治疗风证"针以导气"。

（1）平针法说

平针法，是分天、人、地三部进退针，无明显补泻形式，以得气为度的手法，出自刘纯《医经小学》卷五。其"针法"歌诀云："先说平针法，含针口内温。按揉令气散，掐穴故教深。持针安穴上，令他嗽一声。随咳归天部，停针再至人。再停归地部，待气候针沉。气若不来自，指甲切其经。次提针向病，针退天地人。"本法的操作为：将针口温，按揉、掐穴、持针；随咳进针，按天、人、地三部分进针；分别等待气至，若气不至，用指切其经脉，气至后针尖向病所，然后分三部退针。这种针法的实质是分层候气，气至后针向病所，然后分层出针。本法应属候气、行气的综合运用。临床上某些疾病往往会虚实难辨，若补泻不当，可致"虚虚实实"之害。某些非阴阳之气有余或不足，营气循环太过或不及所导致的疾病，在反映的证候中虚实不太明显，在施补泻手法时，应施平针法，则取效较好。

刘纯指出，施平针法的方法和步骤：①扪穴：在针刺前首先在施针部位进行按揉，曰："先以揉按，令其气散；次掐穴定，力重些最好。"②进针：分天、人、地三部进针，曰："右手持针，安于穴上，随令患者嗽一声，左右用针，转入天部，皮肤之间也。少时左右进至人部，肌肉之间也。

再少时，进至地部，筋骨之间也。"③得气：在针入地部之时进行候气以得气，曰："待气候针沉。"刘纯在按语中特别引用《内经》所说"针法手如握虎，如待贵人"（《素问·宝命全形论》），强调候气为先，得气为要。④退针：分地、人、天三部依次退针，曰："针退天地人。"刘纯还指出平针法所适宜的腧穴为"凡穴当一寸许，如此作三次进之"，适应证为"大抵疼痛实泻，麻痹虚补"，指疼痛、麻痹等虚实不太显著或虚实兼有的病证。并在前哲基础上，总结取穴八法："弹而怒之，迎而夺之，使经气胀满，令邪气散而正气行也；循而扪之，随而济之，抚摩上下，见动脉之处；摄而按之，推而纳之，以手指加力，按所针之穴，使邪气泄而易散，病人不知其针；爪而下之，切而散之，方寸既见，其穴端正，使针易入小差，病人亦不知其痛"（《医经小学·卷五》）。

平针法是对《内经》"导气同精"手法的发展，《灵枢·五乱》云："徐入徐出，谓之导气，补泻无形，谓之同精，是非有余不足也。"平针法与导气法一样，是一种促使"得气"和"气至病所"的方法，无疾徐之别，故无补泻之分。平针法亦是后世平补平泻法的渊源，平补平泻是先泻后补或小补小泻，以得气为度的针法，和平针法一样皆注重手法的平和，并以得气为度。可见，刘纯对针法的论述是在前人的基础上有所发挥，对现代平补平泻法的产生有一定的影响。

（2）复式补泻手法

复式补泻手法是将多种单式补泻手法配合应用，操作较为繁复的针刺补泻法。目前，临床上应用较多的复式补泻手法是烧山火、透天凉等。刘纯所述之针刺补泻法不如烧山火、透天凉复杂而难以掌握，比较简明实用，可操作性强。《医经小学》卷五歌诀曰："补必随经刺，令他吹气频。随吹随左转，逐归天地人。待气停针久，三弹更熨温。出针口吸气，急急闭其门。泻欲迎经取，吸则内其针。吸时须右转，依次进天人。转针仍复吸，依法要停针。出针吹出气，摇动其大门。"其复式补泻手法是在前人的基础上，分天、人、地三部操作，融合了迎随、呼吸、捻转、开阖等单式补泻手法。刘纯之复式补泻手法，丰富了针刺手法的内涵，具有一定的实用价值。

（3）强调出针不可猛

出针又称退针、起针，是针刺补泻及留针后，达到了治疗要求，将针提出体外的操作技术。刘纯强调出针不可猛出，不要出血。《医经小学》卷五云："凡出针不可猛出，必须作两三次，徐徐转而出之，则无血，若猛出，必见血也。"出针是毫针操作技术的最后步骤，切不可草率行事，否则易耗伤气血，影响疗效。明·徐凤《金针赋》云："出针贵缓，太急伤气。"《针灸大成》指出："凡持针欲出之时，待针下气缓不沉紧，便觉轻滑，用指捻针，如拔虎尾之状。"刘纯对出针的论述，对防止出血、血肿等针刺不良后果具有重要的指导意义。

（4）提出晕针经验穴

刘纯在临床实践中发现，如果出现晕针，可取夺命穴治疗。夺命，乃夺回生命，起死回生之义。夺命穴位于肩髃与尺泽连线的中点。《医经小学》卷五指出："有晕针者，夺命穴救之，男左女右，取左不回，却再取右，女亦然。此穴正在手膊上侧，筋骨陷中，即是虾蟆儿上边也，从肩至肘，正在当中。"夺命穴救治晕针，当今尚不多见，但应有其临床意义。后世医家拓展了夺命穴的临床应用，1959 年人民卫生出版社出版的《针灸孔穴及其疗法便览》一书中提到："夺命，奇穴，尺泽与肩髃之中点，针 5 分，灸 3～7 壮，治疗腹膜炎、丹毒、失神，亦治上膊痛。"承淡安译日本代田文志的《针灸真髓》一书也云："夺命一穴，奇穴，在上臂外侧，肩髃曲池中央，距曲池较近。患丹毒时，绷紧处即是穴位，灸三十壮至五十壮。"可见刘纯针灸学说影响深远。

（5）重视针灸禁忌

刘纯临床上非常重视针灸禁忌，在《医经小学》卷五中明确指出"凡刺之道，必先知禁忌"，并引《素问·疟论》曰："毋刺浑浑之脉，熇熇之热，漉漉之汗。"如大风大雨，严寒盛暑，卑湿烦燥，便黑吐血，暴然失听、失明、失意、失便溺、失神，及七情五伤醉饱，皆不可刺。乘车马远来，亦候气血定，然后刺之。《医经小学》卷五有关于针刺禁忌的大量论述，如"太乙人神""血忌""逐年尻神""逐日人神""禁针穴""禁灸穴"等，主要是时间禁忌和部位禁忌。中医认为，人与天地相应，四时的更替、时辰的变化都会对人体经脉气血产生影响。《素问·八正神明论》曰："月生无泻，月满无补，月郭空无治，是谓得时而调之。"若违反时间禁忌，则会导致经气紊乱，淫邪乱起。在长期的临床实践中，医家认识到并非所有的腧穴都可以针灸，有的腧穴针灸或针刺过深，就会引起意外事故。因此，临床上要了解重要脏器的位置，掌握针刺深度，规范操作。正如《针灸甲乙经》所说："针能杀生人，不能起死人。"刘纯对针灸禁忌的重视，对临床具有重要的指导意义。

刘纯顺乎明代针灸歌赋的盛行之势，将十二经、奇经八脉及周身经穴编成歌诀，颇便诵读和流传，对明代以前针灸文献的整理做出了贡献。《医经小学》所收集的针灸学内容，虽然大都出于前贤，但刘纯并不拘泥；首创候气行气的平针法，总结出简明实用的复式补泻手法，对临床上虚实难辨之病取效较好，为后世平补平泻法的渊源。刘纯的《医经小学》普及了针灸理论，补充了针刺疗法，其学术见解，被《针灸大全》《针灸大成》等针灸名著收录，对明代及以后的针灸学发展具有重要的影响，有效地指导着临床实践。

（四）补充完善五火说

刘纯《玉机微义·火门·论火岂君相五志俱有》记载："大怒则火起于

肝，醉饱则火起于胃，房劳则火起于肾，悲哀动中则火起于肺，心为君主，自焚则死矣。"这是有关五志化火主要观点的完整记录。

1. 五火渊源

"五火"一词，见于《素问·解精微论》："夫一水不胜五火，故目眦盲。"张志聪注："一水，谓太阳之水；五火，五脏之阳气也。"王冰注："五火，谓五脏之厥阳。"五火之说，由刘完素始创，他在《内经》"天人相应"理论指导下，把五脏之病归于五运，并独具灼见地将人体脏腑的虚实与六气的变化相联系，提出"脏腑六气病机说"，扩大了《素问·至真要大论》"病机十九条"所论火热病证的范畴，认为"六气皆从火化""五志过极皆为热甚"。如《素问玄机原病式·热类》曰："五脏之志者，怒、喜、悲、思、恐也。悲，一作忧，若志过度则劳，劳则伤本脏。凡五志所伤皆热也。"从此，"五火"的含义由"五脏之厥阳"演变为"五志之火"。主"阳常有余，阴常不足"的朱丹溪，又发挥为"五志之动，各有火起"，亦称"五脏厥阳之火"。《格致余论·疝气论》载："予曰：大劳则火起于筋，醉饱则火起于胃，房劳则火起于肾，大怒则火起于肝。"

刘纯《玉机微义》卷十进一步补充明确说："大怒则火起于肝，醉饱则火起于胃，房劳则火起于肾，悲哀动中则火起于肺，心为君主，自焚则死矣。"张介宾《景岳全书·火证》曰："刘宗厚又述丹溪而衍之。"自此，"五志之火"的概念沿用至今。

2. 五火内涵

《素问·阴阳应象大论》曰："天有四时五行，以生长收藏，以生寒暑燥湿风，人有五脏化五气，以生喜怒思忧恐，是即所谓五志也。"此五志之化，是由五脏而化，而五脏之化又由五行所生。故在心为喜，心主火；在肝为怒，肝主木；在脾为思，脾主土；在肺为忧，肺主金；在肾为恐，肾主水。亦五志又称五脏之志。

喜、怒、忧、思、悲为五脏之志。刘纯引《素问玄机原病式》曰："五脏之志过度，则劳伤本脏，凡五志所伤，皆热也。所谓阳动阴静，故形神劳则躁不宁，静则清平也。是故上善若水，下愚如火。如卒暴僵仆，多因五志七情过度而卒病也。故喜为心火之志，病笑者，火之甚也。五志过极，皆为火也。"受刘河间"五志所伤皆热也"观点的影响，朱丹溪提出："相火之外，又有脏腑厥阳之火，五志之动，各有火起。相火者，此经所谓一水不胜二火之火。出于天造厥阳者，此经所谓一水不胜五火之火"（《局方发挥》）。这是继刘河间之后，对五志化火的又一诠释。

私淑朱丹溪的刘纯，在《玉机微义》卷十专列"火门"，就"论火岂君相五志俱有"进行阐述。开篇即是《内经》叙火为诸证、论相火动为诸证两节，推衍《内经》"火"的范畴，承袭了朱丹溪相火论的观点。朱丹溪曰："太极动而生阳，静而生阴；阳动而变，阴静而合，而生水火木金土，各一其性。惟火有二，曰君火，人火也；曰相火，天火也。火内阴而外阳，主乎动者也，故凡动皆属火。"（《格致余论》）又有理学家周敦颐，曰："神发知矣，五性感动而善恶分，万事出矣。"（《太极图说》）如此，便将《内经》所论六气之火推及脏腑之火。《丹溪心法》指出："是皆火之为病，出于脏腑者然也。"刘纯以刘河间"凡五志所伤，皆热也"及"五志过极，皆为火也"的观点为依据，继朱丹溪之后表明："君相之外，又有厥阳脏腑之火，根于五志之内，六欲七情激之，其火随起。大怒则火起于肝……心为君主，自焚则死矣。"（《玉机微义·卷十》）其后，阐发"阳非有余，阴亦不足"，以温补著称的张介宾在《景岳全书·火论》中亦云："五志之伤，则无非伤气败阳之证……但伤气者十之九，动火者十之一。"各医家的论述，均表明五志化火生热。

3. 五火病机

（1）五行生克制化

刘河间对《内经》的"病机十九条"进行了发挥，如《素问玄机原病式》说："诸风掉眩，属于肝火之动也。诸气膹郁病痿，属于肺火之升也。诸湿肿满，属于脾火之胜也。诸痛痒疮，属于心火之用也。"并从火热致病角度，就战栗、惊惑、悲笑、谵妄歌唱、骂詈癫狂加以阐析。

再如，战栗：或平人极恐而战栗者，由恐为肾志，其志过度，则劳伤本脏，故恐则伤肾，肾水衰则心火自甚，而为战栗也。惊：心卒动而不宁也。火主乎动，故心火热甚也。惑：象火参差而惑乱。故火实则水衰，失志而惑乱也。志者，肾水之神也。悲：金肺之志也。金本燥，能令燥者火也。笑：火之化也。故喜为心火之志也。谵：多言也。言为心声，犹火燔而鸣，故心火热则多言，犹醉而心热，故多言也。妄：虚妄也。火为阳，故外清明而内浊昧。其主动乱，故心火热甚则肾水衰，而志不精一，虚妄见闻，而自为问答，则神志失常，如见鬼神也。骂詈：骂詈不避亲疏，喜笑恚怒而狂，本火热之所生也。由是肾水主志，而水火相反，故心火旺则肾水衰，乃失志而狂越也。癫狂：多喜为癫，多怒为狂。然喜为心志，故心热甚则多喜而为癫也；怒为肝志，火实制金，不能平木，故肝实则多怒而为狂也。况五志所发皆为热，故狂者五志间发，但怒多尔。故经曰："战栗、惊惑、悲笑、谵妄歌唱、骂詈癫狂，皆为热也。"

刘完素多从五行生克关系进行论述，在解释这种转化时，常用《内经》"亢则害，承乃制"六字，这是他对"亢害承制"的不同见解。他着眼于事物的变化，每用"反兼胜己之化"来解释"六气火化"与"五志致热"的形成规律。刘纯亦引述王安道"亢害承制"理论，强调"制则生化""造化之枢纽"。

（2）情志异常致病

刘纯继承了朱丹溪关于情志异常致病的认识。如朱丹溪《局方发挥》云："五脏各有火，五志激之，其火随起。"即五志的过度变化，可直接激起五脏之火。情志异常可引起脏腑病变，如《素问·阴阳应象大论》与《素问·五运行大论》均指出，"怒伤肝""喜伤心""思伤脾""忧伤肺""恐伤肾"。《素问·举痛论》从气机紊乱角度，阐述了情志致病机理，即"怒则气上""喜则气缓""悲则气消""恐则气下""思则气结""惊则气乱"。朱丹溪对此进一步加以发挥，如《脉因证治·七情证》说："怒为呕血飧泄，煎厥薄厥，胸满胁痛，食则气逆而不下……筋缓，怒伤肝，为气逆，悲治怒。喜为笑，毛革焦伤，气不收，甚则狂，喜伤心，气为缓……思为不眠，好卧昏瞀，三焦痞塞，咽喉不利，呕苦筋痿，白淫，不嗜饮食，思伤脾，为气结，怒治思。恐伤肾，为气不行，思治恐。"朱丹溪不仅继承了《内经》关于情志致病理论的基本观点，而且还结合临床实践论述了情志异常导致脏腑病变的具体症状。在各种情志刺激中，他又特别强调人的情欲是造成相火妄动煎熬真阴的重要因素，指出"人之情欲也无涯，此难成易亏之阴气，若之何而可以供给也"（《格致余论·阳有余阴不足论》）。

（3）九气动为诸证

刘纯在《玉机微义》卷十六首列《内经》叙诸气动为病，引《素问·阴阳应象大论》："喜怒伤气，寒暑伤形。暴怒伤阴，暴喜伤阳。厥气上行，满脉去形。喜怒不节，寒暑过度，生乃不固。故重阴必阳，重阳必阴。"引《素问·玉机真脏论》曰："忧喜悲恐怒，令不得以其次，故令人有大病矣。"因而喜则肾气乘，忧则心气乘，怒则肝气乘，悲则肺气乘，恐则脾气乘。故《素问·举痛论》曰："百病生于气也，怒则气上，喜则气缓，悲则气消，恐则气下，寒则气收，炅则气泄，惊则气乱，劳则气耗，思则气结，九气不同也。"刘纯继《内经》之旨，承朱丹溪之说，倡情志过激至气机失常为五火病机。

刘纯再论九气动为诸证，引《儒门事亲·卷三·九气感疾更相为治衍》："夫天地之气，常则安，变则病，而况人察天地之气，五运迭侵于外，七情交战于中。是以圣人啬气，如持至宝，庸人役物，而反伤太和。此轩岐所以论诸痛皆因于气，百病皆生于气，遂有九气不同之说。气本一也，因有所触而为九：怒喜悲恐寒暑惊思劳也。"进而指出，怒则阳气逆上，而肝木乘脾，故甚则呕血及飧泄；喜则气和志达，荣卫通利，故气缓；悲则心系急，肺布叶举，而上焦不通，荣卫不散，热气在中，故气消；恐则精却，却则上焦闭，闭则气还，还则下焦胀，故气不行；寒则腠理闭，气不行，故气收；炅则腠理开，荣卫通，汗大出，故气泄；惊则心无所依，神无所归，虑无所定，故气乱；劳则喘息汗出，内外皆越，故气耗；思则心有所存，神有所归，正气留而不行，故气结。

刘纯还以戴思恭"气属阳动作火论"，阐明气火之间的转化。其引《金匮钩玄·气属阳动作火论》曰："或云悍卫冲和不息之谓气，扰乱妄动变常之谓火。"并指出当其和平之时，气外护其表，复行于里，周流一身，循环无端，出入升降，继而有常，源出中焦，总统于肺气，尝病于人。及其七情之交攻，五志之间发，则"乖戾失常……五志厥阳之火起于焉。上燔于肺，气乃病焉，何者？气本属阳，反胜则为火矣"。

总之，刘纯结合刘河间的生克制化说、朱丹溪的情志异常论，以及张子和、王安道、戴思恭等医家的观点，继《内经》之旨，承朱丹溪之说，参各家之论，倡九气动为诸证，追溯了五志化火的病机。后传此说的张介宾却认为："用志失宜则未免有伤脏气，未闻五志之伤皆云火也。"并指出："五志所伤之人，但见其憔悴日增，未见其俱有热病也。"强调因志动火者，未必没有，"但伤气者十之九，动火者十之一"（《景岳全书·火证》）。张介宾还列举："怒动肝气者最易伤脾，脾伤者不可以言火也；醉饱能动胃火，胃强者固自无恙，脾弱而致病者，不可以言火也，房劳本动肾火，精去而阳亢者，可以火言，精去而气亦去者，不可以言火。"充分说明张介宾"阳非有余，阴亦不足"的思想。

4. 五火治法

关于"五火"的治法，刘纯大都承袭了刘河间、朱丹溪的观点。

（1）从心立论

刘河间认为，五志化火生热的关键在于心的作用，因而从心立论，在治疗上重视清心泻火。对肾水衰、心火旺所致水少火多、阴虚阳实之患，予益肾水、降心火，以养阴退阳，善用寒凉之剂，为寒凉派的宗师。创制了"天水散""双解散""凉膈散""防风通圣散"等，以水制火，以寒制热，则脏腑气平而静顺，以治五志之热。以水制火，于阴制阳，是灭六欲七情之火的大法。若论调养，则指出"夫上善若水，下愚如火，故六欲七情，上善远之，而下愚迁（近）之"（《素问玄机原病式·悲》）。所以，善养生者宜节制情欲。刘纯承继河间，汲取此论。

（2）以人事制之

朱丹溪以《内经》为据，采用五行相胜之理、以情胜情之法，以"人事"制五志之火。《丹溪心法·郁证》曰："五志之火，因七情而生……宜以人事制之，非药石能疗，须诊察由以平之。"又依据《素问·阴阳应象大论》"怒伤肝，悲胜怒""喜伤心，恐胜喜""思胜脾，怒胜思""忧伤肺，喜胜忧""恐伤肾，思胜恐"，究其微旨并结合自身的临证经验加以总结发挥。从而指出"怒，以忧胜之，以恐解之；喜，以恐胜之，以怒解之；忧，以喜胜之，以思解之；思，以怒胜之，以喜解之；恐，以思胜之，以忧解之；惊，以忧胜之，以恐解之；悲，以恐胜之，以怒解之"（《丹溪心法·癫狂》）。其所谓的"胜之"，即是遵循了五行的"相克"原理，"解之"体现了五行的"相生"规律。

同时，朱丹溪受理学"圣人定之以中正仁义而主静"思想影响，提出"必使道心，常为一身之主，而人心每听命焉。此善处乎火者，人心听命乎道心，而义能主之以静，彼五火将寂然不作"（《格致余论·相火论》）。强调以理智克服欲念，从思想上下功夫，收心养心，使心平气和，相火潜藏，真阴不受扰动和伤耗。如《格致余论·相火论》曰："二脏（指肝、肾）皆有相火，而其系上属于心。心，君火也，为物所感则易动，心动则相火亦动。动则精自走，相火翕然而起，虽不交会，亦皆暗流而疏泄矣。"因此，强调怡养寡欲、恬惔虚无以聚存阴精，不使相火妄动。并进一步指出："盖相火藏于肝肾阴分，君火不妄动，相火惟有禀命守位而已。"由此可见，如果君心泰然，人便情绪稳定，五志平和，相火就不会被煽动起来危害身心。这也符合朱丹溪"儒者立教曰：正心、收心、养心，皆所以防此火之动于妄也；医者立教曰：恬惔虚无，精神内守，亦所以遏此火之动于妄也"之旨。刘纯私淑丹溪，深受影响。

（3）以平火为主兼五志相胜

刘纯取刘河间益肾水、制心火之法，药用升散、折制、滋阴壮水、从制之剂，以平火为主。认为诸病皆火之变见而为，表现为脉虚则浮大、实则洪数。用药因其所属，各有所主。君火乃心火，可以湿伏，可以水灭，可以直折，惟黄连之属，可以制之。相火属龙火，不可以水湿折之，从其性而伏之，惟黄柏之属可以降之。

指出泻火之法，虚实多端，不可不察。以脏气司之，如黄连泻心火、黄芩泻肺火、芍药泻脾火、柴胡泻肝火、知母泻肾火，此皆苦寒之味，能泻有余之火。饮食劳倦内伤，元气火不两立，为阳虚之病，以甘温之剂除之，如黄芪、人参、甘草之属；阴微阳强，相火炽盛，以乘阴位，日渐煎熬，为血虚之病，以甘寒之剂降之，如当归、地黄之属；心火亢极，郁热内实，为阳强之病，以咸冷之剂折之，如大黄、朴硝之属；若肾水受伤，其阴失守，无根之火，为阴虚之病，以壮水之剂制之，如生地黄、玄参之属；右肾命门火衰，为阳脱之病，以温热之剂济之，如附子、干姜之属；胃虚过食冷物，抑遏阳气于脾土，为火郁之病，以升散之剂发之，如升麻、葛根之属。若明晓以上各类，火之为病，施治就有所依据。

对情志异常者，刘纯亦采用以情胜情，五行相胜之理治之。据《儒门事亲·九气感疾更相为治衍》："夫怒伤肝，肝属木，怒则气并于肝，而脾土受邪，木太过则肝亦自病。喜伤心，心属火，喜则气并于心，而肺金受邪，火太过则心亦自病。悲伤肺，肺属金，悲则气并于肺，而肝木受邪，金太过则肺亦自病。恐伤肾，肾属水，恐则气并于肾，而心火受邪，水太过则肾亦自病。思伤脾，脾属土，思则气并于脾，而肾水受邪，土太过则脾亦自病。寒伤形，形属阴，寒胜热则阳受病，寒太过则阴亦自病。热伤气，气属阳，热胜寒则阴受病，热太过则阳亦自病。"其推行张子和所创以情胜情五法："悲可治怒，以怆恻苦楚之言感之。喜可以治悲，以谑浪亵狎之言娱之。恐可以治喜，以迫遽死亡之言怖之。怒可以治思，以污辱欺罔之言触之。思可以治恐，以虑彼忘此之言夺之。凡此五者，必诡诈谲怪，无所不至，然后可以动人耳目，易人视听。"（《儒门事亲·九气感疾更相为治衍》）并认同张子和"若胸中无材器之人，亦不能以此五法也"（《玉机微义·气证门》）。此亦说明了"以情胜情"心理疗法对医者素质和能力的要求。

刘纯认为，七情诸证，《太平惠民和剂局方》多用气药论治；如果不分其夹热、兼痰、虚实之例，而对寒热二证亦用气药治之，那么由此造成的弊端就很大。因而指出"夫七情诸证，有乘逆疾中之殊，人有苦乐安扰之异。是以先哲就用五志相胜之理治之药之"（《玉机微义·气证门》）。刘纯认为，后世医家不能依照先哲用五志相胜之理治七情诸证，仍用药物论治，致五志相胜之理不能实行。况且其药不热即峻，虚虚实实，不无差误。故言："河间、戴人者出，论以上病机，究所至之因，以平火为主，兼五志相胜之理，或音乐抵戏，甚至诡诈谲怪诸法，为治应变，亦以至矣。"（《玉机微义·气证门》）刘纯认为，情志疾病不必完全用药物治疗，而提倡五志相胜之理，或音乐抵戏、诡诈谲怪诸法，灵活应变，与现代心理疗法理念不谋而合。

由此可见，对五志之火，刘河间认为"五志所伤皆热也"，治病多以"热"论，用药多用寒凉，以"寒凉派"而著称；朱丹溪以《内经》为据，用五行相胜之理，以"人事"制五志之火；刘纯取河间"益肾水，制心火"之旨，承朱丹溪"以人事制之"之理，采张子和"以情胜情"或音乐抵戏，甚至诡诈谲怪诸法，为治应变；张介宾则认为，"五志之伤则无非伤气败阳之证"，"伤气者十之九，动火者十之一"。治病时，重视人体的阳气，治病多用温补之剂。

（五）肝肾对举倡肾无实不可泻

自钱乙首开"肾主虚，无实也"之说，后世医家多宗之。如元·王好古《医学纲目》有"肾本无实，不可泻"；刘纯进一步发挥，在《医经小学·卷四·阴虚本病》以肝肾对举为例，谓："肝主司泻，肾主闭藏，肝为相火，有泻无补。肾为真水，水火病变，虚实所以……虚者十补，勿一泄之。"自此"肾无实，不可泻"之说逐渐形成。

1. 乙癸同源，肝肾同治

乙癸，系以甲乙属木、壬癸属水，而肝属木、肾属水。故"乙癸"二字，分别作为肝、肾之代名词，乙癸同源，即肝肾同源。前者指肝肾的生理、病机；后者指肝肾的辨证论治。如李中梓曰："古称乙癸同源、肾肝同治……相火有二，乃肾与肝。肾应北方壬癸，肝应东方甲乙……故曰乙癸同源。东方之木，无虚不可补，补肾之所以补肝。北方之水，无实不可泻，泻肝之所以泻肾……故曰肾肝同治。"（《医宗必读·乙癸同源论》）

宋代钱乙论肝肾，注重肾水对肝木的濡润滋养作用，如对幼科惊风诸症，多责之于肾水亏乏，肝木失养。治疗上每以滋补肾水、泻肝疏风为法。其曰："目上视，手足动摇，口内生热涎，项颈急，此肝旺，当补肾治肝也。补肾，地黄丸；治肝，泻青丸主之。"（《小儿药证直诀·早晨发搐》）钱乙治疗幼科疾病，所体现的补肾水、泻肝火并行的学术见解，对后世医家认识肝肾关系及肝肾虚实补泻，颇有启迪作用。

金元医家对肝肾关系论述颇多。刘完素在《素问玄机原病式·火类》中说："三焦无不足……肾状难实得。"张元素根据水生木的母子关系及肝肾生理特性，认为肝之阴血阳气本于肾命水火，阳不可亢而水不可亏，水亏则阳失其窟，主张治疗肝脏虚损可通过补肾以求。其曰："肾为肝之母，补肾即所以补肝也。"（《脏腑标本寒热虚实用药式》）李东垣则首次明确提出了"肝肾同治"的见解，指出"肾主骨，为寒；肝主筋，为风。自古肾肝之病同一治，以其递相维持也。"（《内外伤辨惑论·辨筋骨四肢》）因为以天干配五脏，则肝属乙木，肾属癸水，故"肝肾同治"又称"乙癸同治"。如王好古曰："（熟地黄）能补肾中元气……汤液四物以治藏血之脏，亦以干熟地黄为君者，癸乙同归一治也。"（《汤液本草·草部》）朱丹溪遥承钱乙之说，认为肝肾内寄相火，受制于心君火。心君宁静，以及肾之封藏、肝之疏泄正常是生殖之精藏泄有度的重要条件，正所谓："主闭藏者肾也，司疏泄者肝也。二脏皆有相火，而其系上属于心。"（《格致余论·阳有余阴不足论》）若心君为欲所感，则肾失固藏，或肝之阳强而气不固，就可变生肾精下泄之病。故在治疗上，朱丹溪滋阴降火重在肝肾，善用知、柏泻肝肾妄动之相火；地黄、龟甲之属滋养肾阴。其大补阴丸、知柏地黄丸等方剂所寓泻肝火、滋肾水的制方旨义，大大促进了肝肾同治理论与方药的结合。

"乙癸同源""肝肾同治"之说，深刻地揭示了同居下焦的肝肾两脏生理、病机上存在的相互滋生、相互影响的密切关系。《石室秘录》云："肝为木脏，木生于水，其源从癸。"肝与肾的这种母子相生关系至为密切，一旦发生病变则"母病及子"和"子盗母气"之病证随之发生。《素问·六节藏象论》曰："肾者主蛰，封藏之本，精之处也。"因肝藏血，肾藏精，精血互生，即肝血的化生有赖于肾中精气的气化；肾中精气的充盛，亦有赖于肝血的滋养，又常称为"精血同源"。《景岳全书·命门余义》曰："命门为元气之根，水火之宅，五脏之阴气，非此不能滋，五脏之阳气，非此不能发。"相火是与君火相对而言的，二火相互配合，以温养脏腑，命门、肝、胆、三焦均有相火，而主要发于命门。肝之相火生发，全赖命门相火温煦；肝之相火守位，全赖肾之阴精涵养。肾阴不足，肝木失养，肝之相火易妄动。肝之相火妄动，则又伤及肾阴，故朱丹溪曰："相火者，元气之贼。"（《格致余论·相火论》）如此肝病及肾，肾病累肝，有肝肾同治之说。朱丹溪曰："人生十六岁以前，气血俱盛，如日方升，如月将圆，惟阴常不足。"小儿禀赋薄弱，天癸未成，肾水不足，故肝相火易动、肝阳易亢。

综上所述，肝肾在人体生理功能上是二位一体的关系。因此，在病理变化上，也是相互影响而不可分割的整体。前贤确立"乙癸同源"论，对后世是具有指导意义的。

2. 肝有泻无补，肾有补无泻

钱乙既言小儿"纯阳"，又强调阴尚不足。《小儿药证直诀·变蒸论》中说："小儿在母腹中，乃生骨气，五脏六腑，成而未全，自生之后……全而未壮。"朱丹溪则倡言阳有余阴不足论，作为滋阴学派的主要观点。《丹溪心法·小儿》论曰："小儿易怒，肝病最多，大人亦然，肝只是有余，肾只是不足。"阐发钱乙"肝则有泻无补，肾则有补无泻"之说。朱丹溪认为，钱乙之方"立例极好"，并取六味地黄丸之义，创大补阴丸（黄柏、知母、熟地、龟甲、猪脊髓），朱丹溪与钱乙在阴阳观及制方法上的传承关系可见一斑。

刘纯承袭王好古、学宗朱丹溪，悉"以先生之旨，辑其医之法"。在《医经小学·卷四·阴虚本病》中，以朱丹溪《格致余论》为蓝本，汲取"阳常有余，阴常不足"及"相火论"的思想，用四言韵语转述以便记忆，如其曰："升降浮沉，阳实阴虚。气常有余，血常不足。"论相火，曰："故火乃二，备于六气。以名而言，形气相生，配于五行，命曰君火。以位而言，生于虚无，守位禀命。因动而见，谓之相火。"又曰："元气不足，相火独盛。火与元气，不能两立。一胜一负，乃致阴虚。阴虚火动，五乱俱施。金危木盛，上困水微，迭相为制，母子背违。阳强不密，阴气乃离。"

（1）侧重于补

刘纯阐释治疗法则说："腑脏经络，偏实偏虚，遂失其正，邪悉由矣。虚邪外入，实邪内起。取经治正，补泻所宜。"并强调："肝为相火，有泻无补；肾为真水，有补无泻。"其以冬夏两季辨水火多少、阴阳虚实，谓："水火变病，虚实所以。夏月阳极，其已阴虚，水少火多，阳实阴虚，虚甚伤暑。冬月阴极，其本阳虚，水多火少，阴实阳虚，虚甚伤寒。病未传变，初治责虚。伤寒助阳，清暑益气。"

刘纯在治疗上，侧重于补而反对泻。指出"虚者十补，勿一泄之"。认为阴常不足是本，火热只是标，"补其阴与阳齐等，则水火自然升降，所谓乾坤定位而坎离交也"。若不益阴以内守，则阳亦无以发扬健运功能。阴阳相互依存，处于相对平衡状态，只有补阴以配阳，才能达到"阴平阳秘，形态以宁"。

明·万全所著《万氏育婴秘诀》对此也有阐述。其在五脏证治总论中曰："五脏平和，则病不生。或寒暑之违和，或饮食之失节……语其证，则肝主风、心主惊、脾主困、肺主喘、肾主虚也。语其治，则心、肺、脾三脏有补有泻，肝则有泻无补，肾则有补无泻也。"

（2）本于脾肾

刘纯认为，补土与补水同样重要。如《医经小学·卷四·阴虚本病》曰："除邪养正，平则守常，阳动阴静，五行之机，根本化源，由乎土水，水为物元，土为物母，人能自存，益其根本，递相济养，是谓和平，生化不已。"显然，这是继承师说，而又有己见。这种治病求本，本于脾肾的思想，是刘纯学术思想的一大特点，对后世医家薛己影响颇深。薛己也认为："大凡杂病属内因，乃形气病气俱不足，当补不当泻。"补则以脾肾为本，因而临床上倡导脾肾同治。薛己乃以温养补虚为特色的温补学派之先导。后倡"阳本无余，阴亦不足"的张介宾，还提出"肝肾阳虚"之说，对于肝肾两脏，其十分强调肾阴对肝脏的润养作用，治疗肝脏虚损病变多从补肾中求之，曰："补肝血，又莫如滋肾水，水者，木之母，母旺则子强，是以当滋化源。"又曰："肾者，肝之母；肝者，肾之子。肾肝同病，乙癸同源之意也。故凡肝经有病，必推化源于肾。"（《质疑录·论疝与肾经绝无相干》）

同样被归为温补学派的李中梓，对肝肾同治、虚实补泻的机理，根据肝肾生理特性和病机特点，综合各家之言进行了透彻的阐释。其曰："东方之木，无虚不可补，补肾即所以补肝；北方之水，无实不可泻，泻肝即所以泻肾……又言补肝者，肝气不可犯，肝血自当养也。血不足者濡之，水之属也，壮水之主，木赖以荣。水既无实，又言泻肝者，肾阴不可亏，而肾气不可亢也。"（《医宗必读·乙癸同源论》）宋、金、元以来有关肝肾同治的零散认识，经李中梓的总结和阐释后日益深入人心，在临床实践中得到广泛运用。他提出的益肾水即所以补肝血、泻肝气即所以驱肾邪的"肝肾同治"理论，一直有效地指导着广大医家对肝肾疾病的辨证论治。对"乙癸同源，肝肾同治"理论，自李中梓以后，诸家均无新释。

3. 肾有补无泻的影响

金元以后，随着对命门理论的深入研究，医家开始探讨生命的起源问题，并逐渐发展为温补一派，其先导人物即受刘纯"以脾肾为本"影响的薛己。温补医家赵献可将命门视为人之"五脏六腑之本，十二经之源，呼吸之门，三焦之根"（《医贯·中风论》）；同时，认为命门又寄寓于肾，所以对肾之病因病机的认识，受到"先天之太极"命门的影响，亦将对命门的治疗法则应用于对肾的治疗之中，强调不可滥用泻法，当以补益为主。在宋·钱乙提出小儿"肾主虚，无实也"的影响下，后世医家皆沿袭此说，将之扩充到成人，认为肾病不可用泻法，进而强调肾无实证。

由此可见，对于肾之虚实病证，遣方用药当顺应肾的生理特点，于滋补之中加以渗利，即使肾能藏精，又兼顾肾主水液代谢的特点。而治疗命门水火虚损病证时，当于补水药中加以壮火之品、益火药中加以滋水之剂，以适应命门水中火、火中水、水火不相离、相济相生的特点。明代温补学派医家，多从肾的功能特点方面发挥这一论点。如赵献可在《医贯·形景图说》中指出："命门君主之火，乃水中之火，相依而永不相离也。火之有余，缘真水之不足也，毫不敢去火，只补水以配火，壮水之主，以镇阳光；火之不足，因见水之有余也，亦不必泻水，就于水中补火，益火之源，以消阴翳。"其以六味丸作为统治之剂。张介宾则以"阳中求阴，阴中求阳"之法，纯补而无泻。对于命门，创制左归丸（饮）、右归丸（饮），专为补益命门水火之不足。方中只用枸杞、鹿角胶、菟丝子、熟地、山茱萸等纯补之品，而不用偏于疏利之性的泽泻、丹皮、茯苓等。其用药之意正如张介宾所说："第真阴既虚，则不宜再泄，二方（指六味、金匮）俱用茯苓泽泻，渗利太过……若精气大损，年力俱衰，真阴内乏，虚痰假火等证，即从纯补，犹嫌不足，若加渗利，如实漏卮矣。故当察微甚缓急，而用随其人，斯为尽善。"（《类经图翼·真阴论》）

总而言之，刘纯尊钱乙"肾主虚，无实也"之说，承袭王好古、学宗朱丹溪；所著《医经小学》，以肝肾对举，倡"肝有泻无补，肾有补无泻"之说，自此"肾无实，不可泻"之说逐渐形成，进而"肾无实证"之学术思想盛行。刘纯治疗侧重于补，反对泻，指出"虚者十补，勿一泄之"。认为阴常不足是本，火热只是标；同时，亦强调补土与补水同样重要。这种治病求本，本于脾肾的思想，是刘纯学术思想的一大特点，对后世医家影响颇深。

（六）提出施泄于肾说

"施泄于肾"，见于刘纯《玉机微义》卷十七："人身之中，气为卫，血为营。营者……生化于脾，总统于心，藏受于肝，宣布于肺，施泄于肾，灌溉一身……"李梴继之在《医学入门·脏腑》中提出肾有纳气藏血之功，谓："肾者……纳气、收血、化精，而为封藏之本。"虞抟《医学正传·妇人科》云："月水全借肾水施化，肾水既乏，则经水日以干涸。"张介宾在《景岳全书·血证》中指出："血……盖其源源而来，生化于脾，总统于心，藏受于肝，宣布于肺，施泄于肾，灌溉一身，无所不及。"均强调血液的化生和营运与五脏有关，血液由肾"施泄"。而清·何梦瑶《医碥·血》曰："其谓施泄于肾，则混精为血，观古人称父精母血可见。要知是精非血，不当混合为一也。"

1. 施泄于肾的含义

"施"，散布之义；"泄"，即发泄、发散。《辞海》认为"泄，散发、发泄"也，指排出。"施泄"即散布、发散、发泄之义。观原文之旨，营血"生化于心，总统十脾，藏受于肝，宣布于肺，施泄于肾"。总统、生化、藏受、宣布、施泄，为同义（近义）词联用；句子结构相同，均由介词"于"介绍动作行为发生的处所（脏器），义为"由"或"从"。"施泄于肾"，即血液由肾施泄（散布、发散、发泄）。其"散布、发散"，指通过肾的气化作用（含他脏气化）使血液"灌溉一身，目得之而能视，耳得之而能听，手得之而能握……"其"发泄""排出"，主要指肾在女子月经、乳汁（乳汁由血化）及男子精液（血化为精）的排泄方面起着推动、调节的作用。正常情况下，肾中精气不仅能固摄精液、纳气、固胎，且能生化、藏摄血液和津液，体现其封藏之性。同时，随着肾中精气的蒸腾气化（施泄动力之源），津液得以布散，升清降浊，血亦随之升降散发，无所不及，营运全身，表现为面色红润光泽、肢体运动灵活自如、肌肉满壮等；而血下布又可化为月经或精液，表现为有规律地溢泄；血上散可养乳泌汁或滋养须发，表现为乳汁有节度地溢泄、须发茂密润泽等。以上充分体现了肾的施泄、滋养之功。

2. 施泄于肾的依据

血液的正常运行，就五脏而言，一般认为与心、肺、肝、脾之气的推动、温煦、固摄作用有关。但刘纯认为，肾之"施泄"对血行亦起着非常重要的作用。肾为先天之本，内寓元阴元阳，藏先天之精及五脏六腑之精华，肾精乃生命物质基础。化阳能生气生阳，为脏腑气化之源、诸阳之根；化阴能生阴血、生精髓、生津液，以滋养形体与脏腑，为诸阴之本。

（1）肾为生气之源，肾健气旺则血行

肾为元气之所系，元气为生气之根，是生命活动的原动力。凡脏腑、经络的形成、功能及气血津液的运行等，无不赖元气之激发和推动。肾之阴阳为五脏阴阳之根，赵献可《医贯》中云："水火者，人之真元也。"并明确认为水火是阴阳之根，"火为阳气之根，水为阴血之根"，指出"水火

奠其位，气血各顺布矣，故真阴真阳为要也"。如《景岳全书·传忠录·阴阳篇》所言："真阴者，即真阳之本也。夫水火皆宅于命门，析之则二，合之则一……其在人身为性命之根底，为脏腑之化源。"又言："五脏之阴气非此不能滋，五脏之阳气非此不能发。"王清任《医林改错》曰："人行坐动转，全仗元气。若元气足则有力，元气衰则无力，元气绝则死矣。"元气者，肾气也，为肾精所化。胎儿在母体之血液始运，其动力无疑是肾元之气的激发和推动。《素问·上古天真论》曰："二七而天癸至，任脉通，太冲脉盛，月事以时下。"又曰："其天寿过度，气脉常通，肾气有余也。"均说明血脉的运行与肾有关。若因某些因素致"元气既虚，必不能达于血管，血管无气，必停留而瘀"（《医林改错·半身不遂论》）；或元气亏损，冲任不固，可致月经量多，甚则崩漏等出血证。

（2）肾为藏精之所，精充血盈则脉畅

张介宾《景岳全书·虚损》指出："肾乃精血之海。"《张氏医通·虚损》曰："血之源头在乎肾。"《吕山堂类辨·辨血》认为："肾为水脏，主藏精而化血。"以上均说明了肾精乃生血的原始物质。《张氏医通·诸血门》曰："气不耗，归精于肾而为精；精不泄，归精于肝而化清血。"《素问·生气通天论》曰："骨髓坚固，气血随从。"说明肾精充盈，通过肝脏、骨髓的作用化而为血，故精充则血盈。精血犹如自然界江河沟渠之水，多则行速，少则行缓，甚则瘀塞不行。血之源头在于肾，肾精不足，水源亏乏则血少，少则血液运行亦迟缓。故《医学衷中参西录·治阴虚劳热方》曰："或纵欲过度，气血亏损，流通于周身者，必然迟缓，血即因之而瘀。"

（3）肾为阴阳之本，阴阳调则血脉和

肾为水火之宅，寓真阴真阳。肾之阴阳协调，对调节、维持各脏腑阴阳的协调平衡，使机体无寒热之偏，保证全身血液正常运行，起着非常重要的作用。唐宗海《血证论》曰："夫肾中之阳达于肝，则木温而血和。"若肾阳虚，阳虚则寒，寒则血脉收引、凝滞。《素问·调经论》曰："寒独留则血凝泣，凝则脉不通。""阳虚血必凝"，肾阳虚不能温养肝木脾土，阳虚则阴必走，出现尿血、崩漏等。肾阴虚，"阴虚血必滞"，阴虚肝阳偏亢，迫血妄行，出现唾血、咳血、咯血；火灼血络则尿血等。可见，肾病既可致血瘀，又可致出血，从而说明肾在血液运行中发挥着推动、温煦、固摄等作用。

综上所述，肾在血液运行中起着非常重要的作用。故认为"施泄于肾"是对肾促进、调节血液运行的高度概括。

3. 施泄于肾的影响

"施泄于肾"，经刘纯《玉机微义》提出后，得到后世医家的不断发挥和实践，广泛运用于临证各科。

承继刘纯的张介宾，认为治疗月经不调首先应明确月经产生的机理变化，所以他在《景岳全书·卷三十八·经不调》中指出："经血为水谷之精气，和调于五脏，洒陈于六腑，乃能入于脉也，凡其源源而来，生化于脾，总统于心，藏受于肝，宣布于肺，施泄于肾，以灌溉一身，在男子则化而为精，妇人则上为乳汁，下归血海而为经。"对发生月经的全部过程做了详细的论述，提出"不宜过用寒凉"。虞抟《医学正传·妇人科》亦曰："月水全借肾水施化，肾水既乏，则经水日以干涸。"说明了肾与月经关系密切，亦诠释了"施泄于肾"的道理。

刘纯"施泄于肾"的观点，是从肾对促进、调节人体阴阳平衡，保持血液正常运行的高度概括。前人认为，肾为水火之宅，寓真阴真阳，肾之阴阳协调，不仅维持着肾本脏血液的正常运行及各项生理功能的正常进行，而且对调节、维持各脏腑阴阳的协调平衡，使机体无寒热之偏，保证全身血液正常运行起着非常重要的作用。后人进一步发挥践行，李梴提出肾有纳气藏血之功；虞抟有月水全借肾水施化之说；张景岳强调血液由肾"施泄"。近现代医家中也有人认为，肾虚精血不足可致血证、月经病，肾虚血瘀易致老年病、衰老，治疗当补肾培脾、补肾活血，药用六味丸、八味丸及肉苁蓉、巴戟天、菟丝子、续断、何首乌、鹿角胶、龟甲、牛膝等补肾活血药。此亦重释了刘纯治病求本，本于脾肾，侧重于补的学术思想。

（七）药证相对说

《玉机微义·热证治法》提出"药证相对说"，认为"仲景论伤寒发表药，分六经及解肌、可刺诸法……宜详审脉证而择用之。然易老九味（羌活汤）、河间（六神）通解（散）意虽不同，务在药证相对，名实相符，方可行之，否则犯禁致逆及失其立法之意也"，强调药物方剂与适应证之间的相互对应。并以三承气汤证为例论述，认为临证"当于《内经》、仲景方中求之，贵使药证相对"（《玉机微义·攻里之剂》）。

1. 有是证用是药

《玉机微义》提出"药证相对"，是刘纯对方证对应的认识，究其含义也是论述方证对应，注重方与证之间的内在联系，强调方证对应的重要性。

药证即运用药物的客观指征，是构成方证的基础，药证相对即指药物与客观可见的症状、体征间的契合对应，而不仅仅是药物与抽象的病机概念的对应，有是证用是药就是对这种对应关系的高度概括。《备急千金要方·序例·处方》所引《药对》原文，体现了随证加减的思想，揭示了药证对应的内涵，如"虚劳而苦头痛复热，加枸杞、葳蕤；虚而欲吐，加人参；虚而不安，亦加人参；虚而多梦纷纭，加龙骨；虚而多热，加地黄、牡蛎、地肤子、甘草；虚而冷，加当归、芎䓖、干姜"等。

2. 药证说的演绎

药证，亦是宋代医家对方证的一种习惯性称谓，其实质就是方证。朱肱（1050—1125）首倡"药证"说，其在《类证活人书·药证并药方加减》中说："所谓药证者，药方前有证也，如某方治某病是也。伤寒有证异而病同一经，药同而或治两证，类而分之，参而伍之；审知某证者，某经之病；某汤者，某证之药，然后用之万全矣。又况百问中，一证下有数种药方主之者，须是将病对药，将药合病，乃可服之。"其以下利而心下痞为例，指出十枣汤、大柴胡汤、生姜泻心汤、甘草泻心汤、赤石脂禹余粮汤、桂枝人参汤之类，虽然都可以主治之，但是其方有冷热之别，"予细详药证以对治之，则无不中矣"。

朱肱还指出，在"将病对药，将药合病"的基础上，还应当注重随证加减。如其《类证活人书·药证并药方加减》曰："所谓药方并加减法者，仲景伤寒方一百一十三道，病与方相应，乃用正方，稍有差别，即随证加减。昔人云：学方三年，无病可医；疗病三年，无方可治。往往世传为名论，竟不知执方疗病，或中或否，不知加减，移咎于方。古人用药，如斗运转。故攻病的而取效速，一服知，二服愈。假如理中丸证，肾气动者，去白术；小柴胡汤证，小便不利者，加茯苓。盖脾恶湿，肾恶燥，白术治湿，茯苓利水，故肾气动者去白术，小便不利者加茯苓。以此推之，然后知不可执方疗病，须是随证加减。"朱肱在卷十九中还指出："中暑脉细弱，其证一也。假如中暍用白虎，胃实用承气，岂必调血而后行汤耶？仲景《伤寒论》所以不分男女，良亦以此，学者皆可随病于男子药证中，以意选用也。"

"药证"这个称谓，还见于钱乙所著《小儿药证直诀》，书名中的"药证"即有"方证"之义；元·罗天益在《卫生宝鉴·古方名实辨》卷一中指出："上数方，药证相对，名实相辅，可垂法于世。"清·徐彬在其《金匮要略论注》自序中，批评当时一方偶验传诵乡里的风气时说："究竟用方者，未详药证相合之故，若是者，求其触类引申，自不可得。"

3. 主张药证相对

刘纯承袭朱肱"药证"说，主张"药证相对"。其在所著《玉机微义》中将方剂与主治病证的对应直接称为"药证相对"。如《玉机微义·热门·发表之剂》点评刘河间六神通解散、张元素九味羌活汤时说："仲景论伤寒发表药分六经及解肌可刺诸法，盖恐药致误变逆，慎之至也。今集以上诸方皆伤寒表药之变法，宜详审脉证而择用之。然易老九味、河间通解，意虽不同，务在药证相对，名实相符，方可行之。否则犯禁致逆，及失其立法之意也。"点评《宣明论方》的三乙承气汤时，刘纯感慨当时医者不察大承气汤、小承气汤及调胃承气汤三者方证主治的区别，以致临床混淆误用时说："设若大承气证，反用调胃治之，则邪气不服。小承气证，反用大承气下之，则过伤正气，而腹满不能食，故有勿大泄之戒。"刘纯指出，后世学医的人，不善师从，"以此三药，合而为一"，且云："通治三药之证，及无问伤寒、杂证，内外一切所伤。"刘纯认为，像这样说来，与仲景之方甚相违背，也有失轩岐缓急之旨，迷惑世人。如果有仁慈细心审查之人，在《内经》及仲景方中深入探求，贵在使药证相对，"则方之真伪，自可得而知矣"（《玉机微义·攻里之剂》）。

【药证相对举例】

案例 1

河间六神通解散　治发热头痛，发渴身疼，脉洪无汗。麻黄二钱，甘草三钱，石膏、滑石、黄芩各四钱，苍术八钱。上㕮咀，入姜、葱煎。

按语：此足三阳，手足太阴药也。出太阳例。

案例 2

易老九味羌活汤　治发热恶寒，无汗或自汗，头痛项强，或伤风见寒脉，伤寒见风脉，并宜服之。羌活、防风、苍术各一钱半，川芎、白芷、生地黄、黄芩、甘草各一钱，细辛一钱。上咬咀，水煎。

按语： 此足太阳、阳明、三阴药也。

案例3

宣明三乙承气汤　治脏腑积热，痞满、燥实，坚胀。甘草、枳实、厚朴、大黄、芒硝各等分。上咬咀，入姜煎。

按语： 此足阳明例药也。

刘纯的药证相对说，注重药物与可见症状、体征间的对应，而非药物与抽象病机概念的对应，强调方证对应的重要性。简洁明了、切合实用，方便后学。

（八）方剂源流考

1. 桃红四物汤即加减四物汤之异名

《玉机微义·腰痛门》之理血剂中载："元戎加味四物汤治瘀血腰痛。本方加桃仁、红花。"刘纯在按语中指出，此为厥阴经药。后在《玉机微义·妇人门》之调经剂中，亦载加减四物汤、元戎加味四物汤及丹溪加味四物汤。又曰："丹溪加味四物汤，瘦人血枯经闭者，本方加桃仁、红花或越鞠丸。"

《元戎》加味四物汤，《玉机微义》用作调经之剂，主治：气充经脉，故月事频并，脐下多痛，本方加芍药。经欲行，脐腹绞痛，本方加玄胡、槟榔、苦楝、木香。经水过多，本方加黄芩、白术。经水涩少，本方加葵花、红花。经水适来适断，或有往来寒热，宜先服小柴胡，去寒热后，以四物汤和之。

桃红四物汤方名，始见于《医宗金鉴·卷四十四·调经门汇方》，后世认为即《玉机微义》"加减四物汤"之异名，为调经要方之一，是《玉机微义》转引《医垒元戎》中的一个方子，也称加味四物汤。方由桃仁、红花、当归、生地、赤芍、川芎六味药组成，其功用养血凉血、活血祛瘀。

2. 小蓟饮子出处与后世君药之争

《玉机微义·淋闷门》治淋涩之剂，引《济生方》"小蓟饮子治下焦结热，尿血成淋。生地黄、小蓟根、滑石、通草、蒲黄（炒）、淡竹叶、藕节、当归、山栀仁、甘草各等分"。

（1）小蓟饮子出处

小蓟饮子，首载于宋·严用和所撰之《严氏济生方》。《严氏济生方》简称《济生方》，成书于1253年，原本久已散佚。现行本为清人从明代《永乐大典》中辑出。小蓟饮子是其中较为著名的一首方剂，由严氏以《小儿药证直诀》的导赤散加小蓟、滑石、炒蒲黄、藕节、当归、山栀而成。严氏在导赤散清心利水养阴的基础上加味，变成凉血止血、利尿通淋之剂，用以治疗下焦结热之血淋。原方本是煮散剂，后世医家改为汤剂应用，但各药用量多有不同。

现行本《济生方》中未见小蓟饮子方药组成，今人所见之小蓟饮子均为后世医书转录，且各有不同。小蓟饮子另有别名，如"小蓟饮""小蓟汤"。现可考转录小蓟饮子之古代医书，均系明代医家所撰。分别为刘纯所撰之《玉机微义·淋闷门》（1396）、虞抟所撰之《医学正传·卷六·淋闭》（1515）、皇甫中所撰之《明医指掌·卷三·诸血证》（撰年不详）、万密斋所撰之《万氏女科·卷三·产后尿血》（1549）。时至1979年，则有浙江中医研究所、湖州中医院，通过对《医方类聚》（1443）和日版《济生方》（1253）及《济生续方》（1267）等医书的收集整理，将严用和之《济生方》和《济生续方》合二为一，加以整编而成《重订严氏济生方》（1980）。由此可明确小蓟饮子之方药组成，最早见于《玉机微义》，最晚见于今人整理之《重订严氏济生方》。各家所引小蓟饮子药味基本相同，只《万氏女科》中少山栀、当归、藕节三味，另加赤芍、灯心草，且通草易为木通，而其方主治产后尿血，与其他医书载小蓟饮子主治下焦结热之血淋略有不同。《玉机微义》《医学正传》中，其方各药用量相等；而《明医指掌》中，生地用量为一钱半，甘草、淡竹叶各八分，通草六分，余药皆一钱。《万氏女科》中，滑石一钱，灯心草四十五寸，余药皆一钱。《重订严氏济生方》中独重生地，为四两，余药皆半两。

（2）后世君药之争

当代医家提及小蓟饮子，多以《玉机微义》或《重订严氏济生方》为参考。《玉机微义》卷二十八所引济生小蓟饮子曰："小蓟饮子治下焦结热，尿血成淋。生地黄、小蓟根、滑石、通草、蒲黄（炒）、淡竹叶、藕节、当归、山栀仁、甘草。上等分，为㕮咀，每半两，水煎，空心服。"此处方中各药用量相等，对其方药配伍未予详解，诸多医家据此认为方中应以小蓟为君。规划教材《方剂学》（6版）所引小蓟饮子注明出处为《济生方》，而方药与《重订严氏济生方·小便门》所载"小蓟饮子治下焦结热血淋。生地（洗）四两，小蓟根、滑石、通草、蒲黄（炒）、淡竹叶、藕节、当归（去芦，酒浸）、山栀子仁、甘草（炙）各半两。上㕮咀，每服四钱，水一盏半，煎至八分，去滓温服，空心食前"基本相同，且方解中强调以"生地量大，凉血止血、养阴清热"为君。由此，引起了诸多医家对于小蓟饮子中何者为君的争论，这一问题也成了方剂学学术研究的重要内容之一。

①小蓟为君

药量若从《玉机微义》，则各药用量虽相等，却突出小蓟凉血止血之功，似当以小蓟为君。规划教材《方剂学》（5版）曰："血淋、尿血总由热聚膀胱，损伤血络，血随尿出……方中主以小蓟凉血止血，为君药。"因小蓟性凉滋润，善入血分，既清下焦血分之热，又擅止尿血，且能散瘀利尿，不但澄本清源、塞流止血，并可防血止留瘀之弊，作用全面。

②生地为君

药量若从《重订严氏济生方》，则当以生地为君，注重滋阴壮水而凉血。规划教材《方剂学》（6 版）亦强调"生地量大，凉血止血、养阴清热"为君。正如《医林纂要探源》卷七所曰："热结下焦，热在血分，阴不足也。邪凑所虚，肾阴不足……去血分之热，止其妄行，而君以生地，佐以当归，水壮而血有所滋，热清而下焦不结矣。"

③山栀、木通、竹叶为君

张秉成之《成方便读》卷二指出，本方证乃"移热于小肠，小肠移热于膀胱，山栀、木通、竹叶，清心火下达小肠，所谓清其源也"。

总之，无论是《玉机微义》以小蓟为君，还是《重订严氏济生方》以生地为君，或以山栀、木通、竹叶为君，皆不悖"药量增减变化"对方剂配伍关系的影响及"力大者为君"的方剂学基本组方原则。同时，体现出"方之精，变也"的精髓。

3. 托里十补散源流考证

《玉机微义·疮疡门》辛温发散之剂中记载："局方托里十补散：黄芪、人参、当归、厚朴、桔梗、川芎、防风、桂心、甘草、白芷。"

《太平惠民和剂局方·卷八·治疮肿伤折》中记载的化脓排脓内补十宣散，是痈疮内治的代表方剂，用于"一切痈疽疮疖，未成脓者速散，已成脓者速溃，败脓自出，无用手挤，恶肉自去，不犯刀杖，服药后疼痛顿减，其效如神"。由黄芪、人参、当归、桂心、芎䓖、厚朴、甘草、防风、白芷、桔梗组成。明·徐用诚所撰《医学折衷》，称本方为"局方托里十补散"，但通过研究有关文献，表明内补十宣散并非源于《太平惠民和剂局方》。

唐·孙思邈《备急千金要方·卷二十二·发背》记载："内补散，治痈疽发背已溃，排脓生肉方。"内补散比内补十宣散仅少了一味黄芪，而且用药剂量完全相同。《历代名医良方注释·第二十二章疮疡类》中，称之为刘涓子排脓散，但《刘涓子鬼遗方》中未见此方，而《刘涓子鬼遗方》卷四载木占斯方中有六味药与内补散相同，即桂心、人参、厚朴、甘草、防风、桔梗各一两。《医方类聚》卷一百七十二中亦载有木占斯方，且注曰："刘涓子云：此是华佗方。"而《刘涓子鬼遗方》未见此注文。木占斯方发展到唐代，《备急千金要方》和《外台秘要》均载药物组成为人参、当归、桂心、芎䓖、厚朴、甘草、防风、白芷、桔梗，并改其方名为内补散和排脓散，此即为内补十宣散之雏形。至宋代，《太平圣惠方》中记载的排脓生肌方，将内补散的桂心改为黄芪。意在增强本方益气补虚、托毒生肌之功效。《太平惠民和剂局方》将《太平圣惠方》的排脓生肌方减去的桂心又重新加上了，成为内补十宣散。

内补十宣散，经过后世医家的验证，纷纷载于自己的著作中。《严氏济生方》《外科精要》《瑞竹堂方》《医林方》《玉机微义》等均有记载，药物与内补十宣散完全相同。清代外科名家王洪绪也将本方收入《外科证治全生集》，其用于治疗乳岩溃者及一切溃烂红痈。由此可见，各代医家对本方的研究是很深入的。

内补十宣散，在历代医家的研究中不断得到充实和发展。《圣济总录》的防风散，就是由内补十宣散衍化而来，它是内补十宣散加远志、附子、赤小豆，易防风为主药而组成的。《外科精义》的内托散，也是内补十宣散加白芍而成。《居家必用》所载十六味流气饮子，"治痈疽发背，一切恶肿毒，无论病证大小，悉皆治之"。此方屡用，"其功不可具述"。该方为内补十宣散，选加木香、乌药、枳壳、芍药、槟榔、紫苏叶各一两而成。进一步扩大了它的应用范围。

综上所考，内补十宣散并非源于《太平惠民和剂局方》，该方于《刘涓子鬼遗方》中首载，原称木占斯方。唐宋以来的不少医家对该方均有所发挥，从而衍化成为十六味流气饮。

刘纯

临证经验

一、诊疗特色 🕊

（一）重视辨证用药

中医辨证论治的思想和方法，早在《内经》和《伤寒杂病论》中就已确立。明代以前，对于六经辨证和病因、脏腑辨证等方法，医家已有系统的认识和临床运用。且明清时期已将伤寒六经辨证，更多地用于内科杂病的治疗。对于治疗思想的进一步全面推行和辨证纲领的丰富，当属明清时期。明清医家对当时一些医者仅据病证出方的态度提出批评，认为诊病应首在辨证，并就辨证的纲领提出以下认识。

1. 提倡辨证方法

魏晋唐宋医家对临床各科疾病的诊治，早年多从病症着手，临床医著的主要内容，也以病症方药为主。故魏晋隋唐以来，医家注重方药知识的积累，方书成为医著的大宗。除伤寒六经的辨证方法应用较多外，如张元素、钱乙等（他们还兼涉病因、脏腑辨证等内容），但辨证的主动意识，特别是辨证的目的性，有时并不明显，并不是所有医家都将其作为临床诊治的必要前提和步骤。

《医经小学》杨士奇序中指出："医药肇于三皇，至周六官有医师掌医之政令，所以卫民之生也。历代明于医者皆有著书，去古愈远，后生晚出，往往不究宗旨，甚者于脉证阴阳表里经络气运之说一切懵然，惟执前人一定之方，以待病者用，觊幸于万一，而使斯民不幸，不获保终其天年者，盖莫甚于今。"在"凡例"中亦曰："而初入者难究其本，故多执方主疗。"提示当时存在某些医生只凭手中所掌握的方药轻率治病的现象，继而有了"读方三年，便谓天下无病可治；及治病三年，乃知天下无方可用"的窘态。

由于方药的积累迄明清时期已非常丰富，病人的病情又较既往更为复杂，病人对医家的技术水平要求越来越高，因而，以往仅据病症出方或主要依靠经验效方来进行治疗的简捷方法，已不能有效地提高临床疗效。随着明清时期四诊方法的进步和丰富，以及辨证方法的提倡，辨证意识日渐深入人心。

2. 设辨证用药例

刘纯重视辨证用药，集王好古《此事难知》（1308）、《医垒元戎》（1291）、刘完素《素问病机气宜保命集》（1186）等书相关内容，设专篇阐述。《医经小学》卷五中设立的"辨证用药例略"指出："大抵医之用药，必本七方、十剂，旋为增损，求合圣贤之旨，以自通变。今不得已，而逐证具其方例，智者幸而勿哂其拘执也。"并附李东垣立方本旨于后，以求其旨趣为法。又举王好古治中风用药，言用药虽可以控制病情，但要完全康复，针灸才是良法，即《内经》言"针法多于用药是也"。说明治疗某些疾病，在用药的同时，还需配合其他疗法。

《医经小学》的特点，就是以四言、七言歌诀形式撰写，易记易学。《医经小学·辨证用药例略》内容如下：

伤寒杂病殊非病，阴阳内外先明证。证脉伤寒无所疑，攻里解表须详订。
有汗不得服麻黄，无汗桂枝汤岂应。阳证忽得脉候弦，急宜和解莫犯禁。
阴证如见脉沉迟，正阳回阴当用意。脉病当分何一经，如渴便从所制例。
结胸审用陷胸三，虚痞泻心分五剂。四时腹痛证不同，海藏例其玄所秘。
痞满燥实四证全，急治可施大承气。三焦寒热药所宜，湿温中暑法犹异。
各经见血有实虚，蓄血乃为血证谛。腑脏疟法汤液图，更有土截亦可治。
痰饮从来本所殊，用药要知方各备。咳嗽《素问》论玄微，各随脏腑图汤液。

中风风热与伤寒，对证设施无不遂。泄痢治之勿参差，升汗实肠分注利。

六经头痛无牙疼，各以引经为佐使。化虫治积本其因，甚者随例当默识。

膈噎方随治十般，寒热明分散与丸。破经调血微行卫，补气犹滋血乃安。

治诸虚痛宜调理，实痛唯施下乃痊。眼暴赤肿泻诸热，喉痹淋癃治亦然。

内伤痞郁及气滞，胀满当分热与寒。必先岁气分时令，三法随宜大意完。

欲求活要知方制，试举《元戎》掌上看。

每列一条，下面紧接具体阐述。如"证脉伤寒无所疑，攻里解表须详订"条阐释如下：

表：实，麻黄汤。虚，桂枝汤。表里俱虚，汗之则愈。腑脏之表，桂枝麻黄各半汤。腑脏之里，芍药甘草附子汤。里：实，大承气汤。虚，四逆汤。中：实，调胃承气汤。虚，小建中汤。表里俱实，下之则愈。六腑之表，承气汤。五脏之里，承气、抵当等汤。表证当汗：脉浮，宜急汗之，用麻黄汤。脉沉，宜缓汗之，用麻黄附子细辛汤。里证当下：脉浮，宜缓下之，用小承气汤。脉沉，宜急下之，用大承气汤。三阳证：汗则当急，而下当缓。三阴证：汗则当缓，而下当急。热在表，黄芩。寒在表，桂枝、黄芪、附子。热在里，大黄。寒在里，干姜、良姜、吴茱萸、附子。伤寒中风，发表攻里，本自不同。如麻黄汤，太阳经表药也；五苓散，为太阳之里药也。六经皆有表里药也。因病有内外虚实、邪气深浅不同，亦不能拘，而随病变为治也。

并举《伤寒论》方证及诸变病方为例。纲目相对，一目了然。

3. 解析辨证用药要旨

（1）补中益气汤立方本旨

刘纯就李东垣的代表方——补中益气汤，解析其立方用药要旨，以强调辨证用药。补中益气汤立方用药要旨：脾胃虚，辨证因饮食劳倦，心火亢甚而乘其土位。肺气受邪，须用黄芪最多，人参、甘草次之；脾胃若虚，肺气先绝，故用黄芪以益皮毛而闭腠理，不令自汗。上喘，气短，损其元气，用人参以补之；心火乘脾，用炙甘草之甘温以泻火热，而补脾胃中元气；若脾胃急痛，腹中急缩者，宜多用炙甘草。即《内经》"急者缓之"之义。白术苦甘温，除胃中热，利腰脐间血。胃中清气在下，升麻、柴胡以引之，引黄芪、甘草甘温之气味上升，能补卫气之散解，而实其表也；又缓带脉之缩急，二味苦平之薄者，阴中之阳，引清气上升也。气乱于胸中，为清浊相干，用陈皮以理之，又能助阳气之升，以散滞气，助诸甘辛为用也。脾胃气虚，不能升浮，为阴火伤其生发之气，荣血大亏，阴火炽盛，是血中伏火，日渐煎熬，血气日减。心主血，血减则心无所养，致使心乱而烦，病名曰蚀悗。悗者，心惑而烦闷不安也，故加辛甘微温之剂生阳气，阳旺则能生阴血，更以当归和之。

（2）方剂随证加减

随着明代方剂学理论的进一步发展，以及方剂推广的需要，明代医家对方剂的加减化裁亦非常重视。

刘纯吸收王好古《医垒元戎·备见加减用药例》的内容，在《医经小学·卷五·辨证用药例略》之"破经调血微行卫，补气犹滋血乃安"条下曰："调阴阳升降脾胃之气，饮食劳役者，补中益气汤，随证加减用之，此补气滋血之大法也。"在李东垣立方本旨下，论述补中益气汤加减例略：少加黄柏以救肾水，能消阴中之伏火。如烦不止，少加生地黄补肾水，肾水旺而心火自降；如心气浮乱，更以朱砂安神丸镇固之。如心下痞或痛中寒者加附子；痞而腹胀加枳实、厚朴、木香、砂仁；痞而有痰，脉缓加半夏、黄连。心下痞，不能食加生姜、陈皮；心下痞，夯闷者加芍药、黄连。头痛加蔓荆子、川芎；顶痛脑痛加藁本、细辛。嗌痛颔肿、脉洪面赤加黄芩、桔梗、鼠粘子。腹中痛加白芍药，在寒时加益智仁、肉豆蔻。胁下痛倍加柴胡。

刘纯临证重视辨证用药，以七言歌诀的形式撰写辨证用药例略篇，使后学易记易学；其对方剂的随证加减、随因加减的辨证用药经验，亦体现出明代辨证用药的特色。

（二）损伤一证专从血论

《玉机微义·损伤门》论"伤损宜下"曰："打仆金刃损伤，是不因气动而病生于外。外受有形之物所伤，乃血肉筋骨受病，非如六淫七情为病，有在气在血之分也。所以，损伤一证，专从血论，但须分其有瘀血停积，而亡血过多之证。盖打仆坠堕，皮不破而肉损者，必有瘀血。若金刃伤皮出血，或致亡血过多，二者不可同法而治。有瘀血者，宜攻利之。若亡血者，兼补而行之。又察其所伤，有上下轻重浅深之异、经络气血多少之殊。唯宜先逐瘀血、通经络、和血止痛，然后调气养血、补益胃气，无不效也。"

明代是中国古代伤科发展史上的全盛时期。"损伤一证，专从血论"，出自明代医家刘纯《玉机微义·损伤门》，此论为后世许多伤科著作引述，并形成独特理论和伤科治疗法则，影响颇大。后世力主此说的医家甚众，如王肯堂在《疡医证治准绳》中，开宗明义地引用刘纯的"损伤一证，专从血论"；效仿刘纯的李梴，在《医学入门》中亦有"凡损伤，专主血论"的发挥；清·吴谦等编著的《医宗金鉴·正骨心法要旨》更明确指出："今之正骨科，即古跌打损伤之证也，专从血论。"进一步确立了"专从血论"的治伤观点和相关理论。

1. 理论渊源

刘纯《玉机微义·损伤门》，开篇论述堕坠为病时，引《素问·缪刺论》云："人有所堕坠，恶血留内，腹中胀满，不得前后，先饮利药。此上伤厥阴之脉，下伤少阴之络，刺足内踝之下、然骨之前出血，刺足跗上动脉。不已，刺三毛各一痏，见血立已，左刺右，右刺左。"张景岳注曰："先饮利药，逐留内之瘀血也。"

又引《灵枢·邪气脏腑病形》云："有所堕坠，恶血留于内。若有所大怒，气上而不下，积于胁下，则伤肝。又中风及有所击打。若醉入房，汗出当风，则伤脾。又头痛不可取于腧者。有所击堕恶血，恶血在于内。若内伤痛不已，可侧刺，不可远取之也。"并用李杲《医学发明》作按："经云从高坠下，恶血留于内，不分十二经络，圣人俱作风中肝经，留于胁下，以中风疗之，有失偏颇。指出血者，皆肝之所主，恶血必归于肝，不问何经之伤，必留于胁下，盖肝主血故也。自汗乃因痛甚而有，但人汗出皆为风证，诸痛皆属于肝木，况败血凝滞，从其所属，入于肝也。从高堕下，通其所行之血气非肝而何？以破血行经药治之。"刘纯在此强调，损伤与血气及肝有关，损伤致败血凝滞，留于内，归于肝，治疗当以破血行经，此即后世所明确的"恶血归肝论"。

（1）损伤与气血

损伤有外伤、内伤之分。外伤皮肉筋骨，内伤气血脏腑。损伤无论内外，均与气血有密切关系。《诸病源候论·腕伤病诸候》曰："腕伤重者，为断皮肉、骨髓，伤筋脉。皆是卒然致损，故气血两绝，不能周荣。"唐·蔺道人《仙授理伤续断方》指出，损伤"凡肿皆是血作"。《圣济总录》曰："人之一身，血营气卫，循环无穷，或筋肉骨节，误致伤折，则血气瘀滞疼痛。"金·李杲《医学发明》曰："血者皆肝之所主，恶血必归于肝。不问何经之伤，必留于胁下，盖肝主血故也……以破血行经之药治之。"都是关于损伤与气血关系的论述。气无形，血有形。瘀血、亡血，有目共睹，故有"损伤专从血论"之说，实则"跌仆闪挫，卒然身受，由外及内，气血俱伤病也"。

《素问·五脏生成》曰："肝受血而能视，足受血而能步，掌受血而能握，指受血而能摄。"《灵枢·本脏》曰："经脉者，所以行血气而营阴阳，濡筋骨，利关节者也……是故血和则经脉流行，营复阴阳，筋骨劲强，关节清利矣。"说明人体皮肉、筋骨、脏腑及各种器官，必须在血液的濡养下才能保持其正常功能。人体由于跌仆、闪挫、刀刃、劳损等，会引起皮肉、筋骨、脏腑等组织损伤。对于损伤引起的肿胀疼痛等，《圣济总录·伤折门》指出："脉者血之府，血行脉中，贯于肉理，环周一身。因其肌体外固，经隧内通，乃能流注，不失其常。若因伤折，内动经络，血行之道，不得宣通，瘀积不散，则为肿为痛。"对于损伤引起的全身症状，《正体类要》陆序谓："肢体损于外，则气血伤于内，营卫有所不贯，脏腑由之不和。"损伤破坏了运行气血的通道，导致气血运行失常，才出现一系列局部和全身症状。清·沈金鳌在《杂病源流犀烛·跌扑闪挫源流》中曰："虽受跌扑闪挫者，为一身之皮肉筋骨，而气既滞，血既瘀，其损伤之患，必由外侵内，而经络脏腑并与俱伤。"从而用气血、经络、脏腑学说，较全面地阐述了损伤与气血的关系，完善了损伤必伤气血，及气血不和而影响经络、脏腑功能的理论。因此，人体的生理机能及损伤后的病理变化，都与气血有密切的关系。

（2）恶血归肝论

"恶血归肝"之说，首载于李东垣的《医学发明》。如上所述："血者，皆肝之所主，恶血必归于肝，不问何经之伤，必留于胁下，盖肝主血故也。"从而把"恶血"与肝的关系首先揭示出来。并创立了著名的活血化瘀方剂"复元活血汤"，用治瘀血诸痛，其效甚著，相得益彰。

"恶血"者，瘀血也。如《灵枢·水胀》曰："恶血当泻不泻，衃以留止。"《灵枢·邪气脏腑病形》曰："有所堕坠，恶血留内。"《灵枢·本神》曰："肝藏血，血舍魂。"唐·王冰注《素问》说："肝藏血，心行之，人动则血运诸经，人静则血归于肝脏。"从机体动静之中血有运藏之变，揭示了肝气随神往来，因动而敷，因静以藏，协助心脏调节血液运行的生理作用。肝为风木之脏，内寓相火，体阴用阳，其性刚，主动、主升，以阳用事。"肝藏血"的功能，着重体现在肝调节血液运行的作用，即"活血化瘀"的作用。清·唐容川《血证论》曰："肝主藏血……则以肝属木，木气冲和条达，不致遏郁，则血脉得畅。"说明肝的功能正常，则血液运行有度；反之，若肝疏泄无度而不能藏血，血气沸扬则横逆外溢，可见出血之变，若其，敛藏有余，不能宣布，血气郁滞则为瘀血。此外，《素问·至真要大论》曰："诸风掉眩皆属于肝。"《医宗必读·痹》提出"治风先治血，血行风自灭"，肝能活血化瘀，保持血脉通畅，故"血行风自灭"；若肝失疏布，血行失变，上逆冲激则会产生各类"风病"。肝的活血功能，还能帮助脾胃加强消化吸收，若肝疏泄失职，影响血液循环，以致消化吸收不利，就会产生消化系统的瘀血病证。"肝主筋，开窍于目"，筋的刚劲、柔和之性，收缩、弛张功能，以及目的视物功能，均有赖于肝的活血作用，源源不断地把血液中的营养物质输送到全身，使"目受血能视，足受血而能步，掌受血而能握，指受血而能摄"；反之，筋失血养就会强直不柔，或弛缓不收、麻木不仁；目失血濡则会视物不清，瘀阻筋骨则痹痛，瘀阻目系则失明。通过以上分析，不难看出，肝具有活血化瘀的作用，其功能正常则能主筋，开窍于目，帮助消化，协调情志，"风病"不起，反之则瘀病丛生。

通过以上论述，可知李杲首偿的"恶血必归于肝"，是有其理论基础的。继刘纯《玉机微义》转述后，明·李梴《医学入门》、清·吴谦《医宗金鉴》均竞相发挥，使该理论至臻完善，至今仍有效地指导着临床。

2. 损伤专从血论

伤科学，随着历代医疗实践经验的积累而不断充实和完善，形成了以"损伤专从血论"为主的独特理论和治疗法则。

（1）"损伤专从血论"的形成

刘纯《玉机微义·损伤门》曰："打仆金刃损伤，是不因气动而病生于外，外受有形之物所伤，乃血肉筋骨受病，非如六淫七情为病，有在气在血之分也。所以损伤一证，专从血论，但须分其有瘀血停积，与亡血过多之证。"明确提出"损伤一证，专从血论"。此论为后世许多伤科著作引述，并形成独特的理论体系。

明代骨伤科蓬勃发展，著名医学家王肯堂堪称承前启后的一代宗师，他为骨伤科的发展和兴盛做出了不可磨灭的贡献。其在《疡医证治准绳》中开宗明义地引用刘氏的"损伤一证，专从血论"，并沿用刘纯须分其"瘀血停积和亡血过多之证，二者不可同法而治，有瘀血者宜攻利之，若亡血者兼补而行之"。接着提出早、中、后期治疗原则依次为攻、和、补，"宜先逐瘀血、通经络、和血止痛；然后调气养血、补益胃气，无不效也"。其有所发挥之处是后期"调气养血、补益胃气"。王肯堂认为，脾胃为后天之本，脾胃虚弱则气血不能生化，水谷精微不能输布，四肢百骸不得濡养，故损伤后期需要调补脾胃，增强机体抵抗力和组织修复能力。其从血论治不忘补益胃气的学术观点，至今仍对临床有指导作用。

李梴在《医学入门》中亦有"凡损伤，专主血论，肝主血，不问何经所伤，恶血必归于肝，留于胁，郁于腹而作胀痛"的记载，对刘纯"专从血论"及李杲"恶血归肝论"的观点进行了发挥。清代伤科专著《医宗金鉴·正骨心法要旨》吸收了以上医家的思想，进一步明确："今之正骨科，即古跌打损伤之证也，专从血论。"

清·吴谦等的《医宗金鉴·正骨心法要旨》在伤科学中很有代表性，其内容精湛、系统全面、简明扼要，对中医伤科学的发展做出了不可磨灭的贡献。本书重视解剖学知识，提倡"专从血论"，奠定了伤科学的理论基础。关于损伤的病机和治疗，其主张"专从血论"，如曰："凡跌打堕坠之证，恶血留内，则不分何经，皆以肝为主，盖肝主血也，故败血凝滞，从其所属，必归于肝。"即是对"恶血归肝论"的发挥。又曰："今之正骨科，即古跌打损伤之证也，专从血论。须先辨或有瘀血停积，或为亡血过多，然后施以内治之法，庶不有误也。"也就是说，施行内治之法必须先辨明所伤是"瘀血停积"，还是"亡血过多"，要求察其"上下轻重浅深之异，经络气血多少之殊"，此论明显承袭了刘纯的学术观点。古人的这一论点一方面阐明了损伤后血的生理功能失常是损伤的核心病机，一方面也指出了从血论治是损伤内治的辨证论治基础和基本用药原则。

（2）"损伤专从血论"的发展

骨折是损伤中一个较严重的类型，其发生后必然会伤及气血，波及脏腑引起气血运行紊乱、脏腑功能失调等病理变化。而其中伤血的病理变化占有重要地位，并影响着骨折的愈合。因此，骨折的内治从治法的确立到遣方用药当"专从血论"。对此，《医宗金鉴·正骨心法要旨》还提出首先"要辨虚实，有瘀血者，宜攻利之，亡血者，宜补而行之，但出血不多，亦无瘀血者，以外治之法治之"。其次，"察其所伤上下轻重浅深之异，经络气血多少之殊"。最后是分期论治，确立了"先逐去瘀血，和营止痛，然后调养气血"的治疗原则。其与现代按骨折3个阶段区别施治相吻合，即初期活血化瘀消肿（包括手法对位，理顺经络），中期活血生新、接骨续筋，后期调养气血、舒筋通络。总之，肢体损于外，气血伤于内，万变不离其宗，抓住了从血论治，就解决了伤科疾病的症结。《医宗金鉴·正骨心法要旨》进一步将"专从血论"作为伤科辨证施治的纲领，并贯穿于全书有关诊断和治疗的各项原则中。此论的提出比清代著名医家王清任、唐容川等提出"活血化瘀"要早100年，这在当时是对伤科学的一个重要发展。

清·陈士铎《辨证录》（1687）指出："内治之法，必须以活血化瘀为先，血不活则瘀不能去，瘀不能去则骨不能接。"此言可视为对"专从血论"的注解。近年来对活血化瘀疗法的深入探讨，更为"跌打损伤，专从血论"提供了新的理论佐证。应用活血化瘀药物后，能增加骨折断端的血液循环，并清除血凝块及代谢中的分解产物，能使骨痂内钙的含量迅速增加和加强成骨细胞的活力，确实能为加速骨折愈合提供有利条件。

3. 损伤诊疗经验

刘纯提出"损伤一证，专从血论"的治疗法则。可归纳为：①攻：有瘀血者，宜攻利之；②补：若亡血者，兼补而行之；③先攻后补：察其所伤，依据上下轻重浅深之异、经络气血多少不同，宜先逐瘀血、通经络、和血止痛，然后再调气养血、补益胃气。其治疗法则依次为攻、和、补，这就是现代按骨折早、中、后期3个阶段区别施治的雏形。此外，刘纯重视损伤脉法，承张子和之说强调损伤宜下，设损伤外治杂方。

（1）损伤脉法

刘纯《玉机微义·损伤门》列损伤脉法，说明刘氏在"损伤一证，专从血论"的前提下，亦重视辅以脉诊，故《医经小学》卷二专列脉诀一章。

损伤脉法引《素问·脉要精微论》云："肝脉搏坚而长，色不青，当病堕，若搏，因血在胁下，令人呕逆。"与刘纯谨按所述"打仆坠堕，皮不破而肉损者，必有瘀血"相呼应，是"恶血必归肝"的具体体现。引《金匮要略·疮痈肠痈浸淫病脉证并治》云："寸口脉浮微而涩，然当亡血，若汗出。设汗不出者，当身有疮，被刀斧所伤，亡血故也。"亦与后谨按所述"若金刃伤皮出血，或致亡血过多"相一致，说明出血多，脉中空虚，浮则无血，微而涩为血气无余，脉证相符。对损伤的预后，引《脉经》云："金疮出血太多，其脉虚细者生，数实大者死。金疮出血，脉沉小者生，浮大者死。"另有"砍疮出血一二石，脉来大者，二十日死；砍刺出血不止者，其脉止，脉来大者，七日死，滑细者生；从高颠仆，内有血，腹胀满，其脉坚强者生，小弱者死"的论述。都从脉病不相应的情况判断损伤的死生，认为破伤有瘀血在内，脉坚强实者生，虚小弱者死。若亡血过多，脉虚细小者生，浮大数实者死。充分反映了刘纯辨治损伤重视脉诊的思想。

（2）损伤宜下

刘纯《玉机微义·损伤门》论损伤宜下，引张子和《儒门事亲》卷二云："诸落马坠井，打仆伤损，闪肭损折，杖疮肿发，焮痛不止者，可峻下二三十行，痛止肿消，宜以通经散、导水丸等药，或加汤剂泻之，后服和血消肿散毒之药。"

刘纯承张子和之说，认为对坠车落马、杖疮闪肭者，俱用峻下。但用时需辨证，若见有精神症状，牙关噤急者，是惊涎堵塞于上的实证，俱用三圣散先吐后下。其法虽峻，但对于确有惊涎瘀血停留于内、焮病肿胀发于外的大满大实之人，疗效显著。但对于出血过多、老弱之人脉虚大者，则当斟酌使用。以上是对张子和思想的进一步发展。

（3）慎用大黄

刘纯举围城中军士被伤，不问头面手足、胸背轻重，医者均以大黄等药利之。后因大黄缺少，甚者，遂以巴豆代之，以为不于初时泻去毒气，后则多致危殆。至于略伤手指，亦悉以药利之。殊不知大黄之药，唯与有瘀血者相宜，其有亡血过多，元气胃气虚弱之人，则不可服。同时，巴豆大热有毒，能破坚逐积，用于此疾尤非切当。所以，"对于不可服或服巴豆之人，有服下药过后，其脉愈见坚大，医者不仔细诊察，又以为瘀血未尽，而复下之，因而夭折人命，可不慎用"？

（4）荡逐恶血

刘纯选取金匮筋骨损方、发明复元活血汤、当归导气散、三因鸡鸣散四方，金匮筋骨损方治坠马及一切筋骨损伤；发明复元活血汤治从高堕下，恶血留于胁下，疼痛不可忍；当归导气散治损伤瘀血，大便不通，红肿暗青，疼痛昏闷，蓄血内壅欲死；三因鸡鸣散治从高坠下，及木石所压，凡是损伤，瘀血凝滞，疼痛欲死，兼以此药推陈致新，神效。四方均用大黄，皆荡逐恶血之药。前三方，所以治血在肝经血分者也，是"恶血归肝论"的临床应用。李杲据"恶血归肝论"创制复元活血汤，组成：柴胡五钱，当归六钱，甘草二钱，穿山甲（炮）三钱，大黄（酒浸）一两，桃仁（去皮尖）五十个，红花、瓜蒌根各二钱。

《灵枢·贼风》云："坠堕，恶血留于胁下，则伤肝。"肝胆之经行于胁下，属厥阴、少阳，宜以柴胡为引，用为君。以当归活血脉。又急者痛也，以甘草缓其急，亦能生新血，阳生阴长故也，为臣。穿山甲、瓜蒌根、桃仁、红花，破血润血，为之佐。大黄酒制，以荡涤败血，为之使。共奏活血化瘀、荡逐恶血之功。

刘纯另设破血止痛行经之剂：取秘藏破血散治乘马损伤，跌其脊骨，恶血流于胁下，其痛苦楚，不能转侧；地龙散治腰脊痛，或打仆损伤，从高坠下，恶血留在太阳经中，令人腰脊或胫腨臂腰中痛不可忍；发明乳香神应散治从高坠下，疼痛不可忍，及腹中疼痛；圣灵丹治一切打仆折伤，疼痛不可忍者；三因加味芎藭汤治打伤，败血入胃，呕吐黑血；元戎加味四物汤治虚人损伤，不禁下之者；局方花蕊石散治金刃伤，及打仆损伤、猫狗咬伤，或至死者，急于伤处擦药，其血化为黄水。如内损，血入脏腑，煎童子小便，入酒少许，调一钱服之，立效。妇人产后，恶血奔心，胎衣不下，以小便调一钱，取下恶物，效。补损当归散治坠马落车，伤腕折臂疼痛，服此药疼痛即止，节骨即当相连。

（5）外治杂方

"损伤专从血论"理论多用于指导损伤内治。其实，该治疗法则同样适用于损伤外治。损伤专从血论，既是内治之理，又是外治之理，正如清·吴师机《理瀹骈文》所说："外治之理，即内治之理，外治之药，即内治之药，所异者法耳。"诚如外用药物、理筋正骨、火㸆、牵引、手术、练功等。

刘纯设损伤外治杂方，如机要刀箭药止血定痛没药散，组成：定粉、风化灰各一两，乳香五分（另研），枯矾三钱（另研），没药一字（另研）。上件各研为细末，同和匀，再研掺用之。此外，本事地黄散治金疮，止血除疼痛避风，续筋骨，生肌肉。又如，经验方治打仆损筋伤骨折（吕显谟传），组成：黄柏一两，半夏半两。上为细末，每用半两，生姜自然汁调如稀糊，敷用纸花贴，如干再敷，骨折先用绢帛封缚，次用沙木扎定，良久痛止。即痒觉热，乃是血活，筋骨复旧。轻者三五日，重者不过旬月。又方：治打仆损伤，肿痛不止，以生姜自然汁、米醋、牛皮胶同熬，入马勃末不以多少，调如膏，以纸摊敷肿处。治刀斧伤方：五倍子一味为末，干贴，神效。桑叶，阴干为末，干贴。如无，旋熨干末贴之妙。

"损伤一证，专从血论"自刘纯《玉机微义》刊载，即为后世许多伤科著作引述，并形成独特理论和伤科治疗法则，影响颇大。后世力主此说的医家甚众，王肯堂引用刘氏的"损伤一证，专从血论"；李梴则有"凡损伤，专主血论"的发挥；清代吴谦更明确"今之正骨科，即古跌打损伤之证也，专从血论"，进一步确立了"专从血论"的治伤观点，使该理论至臻完善，至今仍有效地指导着临床，对中医伤科学的发展有着不可磨灭的贡献。

（三）眩晕一证上盛下虚

《玉机微义·头眩门》云："眩晕一证，人皆称为上盛下虚所致，而不言其所以然之故。盖所谓虚者，血与气也。所谓实者，痰涎风火也。"

1. 理论渊源

《内经》已对眩晕的病因病机有了较为全面的认识，认为此病与肾、肝、脾关系密切，多因虚而致，发病原因多为肝肾虚损、上气不足、肝阳化风、外邪入侵等，也与运气有关。已认识到"脑转目眩"为此病的主要症状。在脏腑归属上，认为此病主要责之于肾、肝、脾三脏，如《素问·五脏生成》曰："头痛巅疾，下虚上实，过在足少阴。"《素问·至真要大论》云："诸风掉眩，皆属于肝。"《素问·气交变大论》曰："岁木太过，风气流行，脾土受邪，民病飧泄食减……甚则忽忽善怒，眩冒巅疾。"在病性归属方面，认为气虚清阳不展可致眩晕发生，如《灵枢·卫气》曰："上虚则眩。"《灵枢·口问》也说："上气不足，脑为之不满，耳为之苦鸣，头为之苦倾，目为之眩。"与此同时，《内经》认为外邪入侵亦可导致眩晕发生，如《灵枢·大惑论》云："邪中于项，因逢其身之虚，其入深，则随眼系以入于脑，入于脑则脑转，脑转则引目系急，目系急则目眩以转矣。"

后世医家在《内经》理论的基础上，对眩晕病因病机的认识，虽然不同时代各有侧重，但归纳起来不外风、火、痰、虚、瘀五个字，而总以虚为本。汉唐时期，遵《内经》"肝肾虚损""上气不足""肝阳化风""外邪入侵"等观点，对眩晕病因病机的认识开始逐步深化和具体化。张仲景开了从痰论治眩晕之先河，首倡"痰饮致眩"论。隋·巢元方《诸病源候论》则从风邪立论的角度探讨了眩晕的发病机制，提出了"由血气虚，风邪入脑"的病源学说。孙思邈承袭《内经》，对张仲景和巢元方之论进行了较为系统的总结和发挥，在《备急千金要方》中首次提出了"风、热、痰致眩"的观点，如其言："痰热相感而动风，风心相乱则瞀，故谓之风眩。"（《备急千金要方·卷十四》）两宋时期，在病因学方面，开始正式将外感和内伤两大病因分开，严用和在陈言三因论的基础上，认为眩晕之发病只以内、外二因区分即可。外感六淫邪气或七情太过不及，伤及肝脏，肝风上扰，是眩晕发病的基本病机。其《重订严氏济生方·眩晕》中说："六淫外感，七情内伤，皆能所致。"更加重视七情致眩的研究，对体虚在眩晕发病过程中的关键性作用有了更加明确的认识，同时，开始注意到对瘀血致眩的探讨。在各家相互传承和影响的基础上，逐渐形成了"风、虚、痰"致眩的观点。金元时期，对于因虚致眩，医家们更加重视肾精不足在眩晕发病过程中的作用，如《素问玄机原病式》曰："若人患头旋目眩，何经所受而致此？曰：脑者，地气之所生，故藏阴于目为瞳子系，肾水至阴所主，二者喜静谧而恶动扰，静谧则清明内持，动扰则掉摇散乱，故脑转目眩。""无痰不作眩"的观点经朱丹溪提出并确立。至明清，对本病总属本虚标实之病因病机的认识更加全面，直至形成一套完整的理论体系。

在继承和发扬前贤诸论的基础上，刘纯《玉机微义》、李梴《医学入门》对《内经》"头痛巅疾，下虚上实，过在足少阴"之论做了进一步阐述，认为下虚者乃气血也，上盛者乃痰涎风火也，气血亏虚为本、痰涎风火为标，故论治眩晕之总则应为急则治其标、缓则治其本。如《医学入门》中说到："眩晕一证，人皆称为上盛下虚所致，而不明言其所以然之故。盖所谓虚者，血与气也，所谓实者，痰涎风火也。"此外，"瘀血致眩"之说受到广泛重视，且更加注重"肝肾阴虚，以肾为本"的研究。眩晕的病因病机理论，经过此期医家之发展，基本上形成了比较完整的理论体系。

2. 眩晕诊疗经验

刘纯《玉机微义·头眩门》首列论头眩属肝虚，引《素问·五脏生成》云："徇蒙招尤，目冥耳聋，下实上虚，过在足少阳厥阴，甚则入肝。"次列论眩晕属肝木风火之证，引《素问玄机原病式·五运主病》曰："诸风掉眩，皆属肝木，风主动故也。所谓风气甚而头目眩晕者，由风木旺，必是金衰不能制木，而木复生火。风火皆属阳，阳主乎动，两动相搏，则为之旋转，故火本动也，焰得风则自然旋转也。"此乃刘完素六气化火，风火相煽的写照。同时，吸收成无己因虚致眩的观点："伤寒头眩，责其虚也。起则头眩与眩冒者，皆发汗吐下后所致，是知阳虚也。故《针经》曰：上虚则眩。"用严用和语以脉证辨别内外所因眩晕，指出："眩晕之证，经虽云皆属于肝风上攻所致，然体虚之人外感六淫、内伤七情，皆能眩晕，当以脉证别之。"后列论头风眩晕有饮宜吐，引张子和云："大风头风眩晕，手足麻痹，胃脘发痛，皆风寒湿三气杂至，合而为痹也。在上谓之停饮，可用独圣散吐之。吐讫，后服清上辛凉之药。"

刘纯习古而不泥古，采集群书，汇集诸家之长，结合临证心得，提出"眩晕一证，上盛下虚"。刘纯在《玉机微义·头眩门》按语中云："眩晕一证，人皆称为上盛下虚所致，而不明言其所以然。"《杂病治例·头眩》曰："或运，痰夹气虚，火积其痰，脉大是久病。"说明眩晕为久病气虚、痰实火积之证，当属"上盛下虚"。并对"上盛下虚"做了进一步的阐述，认为所谓虚者，血与气；所谓实者，痰涎风火。气虚者多因清气不能上升或汗多亡阳而致，治宜升阳补气；血虚乃因亡血过多，阳无所附而然，治宜益阴补血，认为都是不足之证。如为痰涎郁遏，宜开痰导郁，重则吐下；若因风火所动，宜清上降火；若因外感淫邪所致，根据严氏《济生方》虽有四气致病的不同，"皆当散邪为主"，此皆有余之证。

3. 眩晕诊疗经验

刘纯《杂病治例·头眩》针对眩晕病因列有利痰清热、疏风、降火、导饮、消食、活血、补气、搐鼻、针九法，在方药的运用上具有自己的特点。

（1）血虚眩晕

针对血虚眩晕，刘纯用严氏芎劳汤。严氏芎劳汤治一切失血过多，眩晕不苏。芎劳、当归（酒浸），各等分。良方治风六合汤治风虚眩晕，由四物汤加秦艽、羌活组成。刘纯认为以上二方，皆补血和血之药，并出厥阴例，此为刘纯经络归类方剂的又一典范。然芎、归补血之阳，四物则阴阳俱补，秦艽、羌活可为佐使，不宜等分而用。

（2）气虚眩晕

气虚眩晕宜直指香橘饮。《直指》香橘饮选自宋·杨士瀛《仁斋直指方》，治气虚眩晕。药用木香、白术、半夏、橘皮、茯苓、砂仁、丁香、甘草，加姜片煎煮，后吞服苏合香丸。本方加川芎、当归、官桂，亦治血虚眩晕。

刘纯按《仁斋直指方》云："淫欲过度，肾家不能纳气归元，使诸气逆奔而上，此眩晕出于气虚也。吐衄崩漏，肝家不能收摄荣气，使诸血失道妄行，此眩晕主于血虚也。"进一步从肾气虚和肝血虚两方面明确了眩晕的病因病机。同时，质疑直指香橘饮用药方面存在的问题，认为肾气虚不能纳气，使气奔上，而用丁香、木香辛热之药，不能降气，亦不能补气。关于血虚加芎、归、官桂，刘纯认为血虚可用川芎、当归，然而对于所加官桂与丁香、木香等药，提出"纵使血有虚寒，亦难例用。如若血虚有热者，其危害将何如哉？"充分反映了刘纯师古而不泥古、实事求是的科学态度。

刘纯在该门卷末也总结指出："头晕诸方，用药俱未切当。直指香橘饮之说，尤为背理。大抵外邪之感，理宜解表，但随其风寒暑湿以治。痰涎内蓄者，必当清痰为先。气虚者宜补气，如东垣之法。血虚者宜补血，如四物增损之类。若肾虚而气不降者，又当益阴而补肾。若专执前药，岂能护其肯綮耶。"刘纯用这简练的几句话就基本概括了气虚眩晕的病因病机、治疗原则。

（3）肝厥眩晕

肝厥眩晕处本事钩藤饮。《本事》钩藤饮选自宋·许叔微《普济本事方》，治肝厥头晕，清头目。药用钩藤、陈皮、半夏、麦门冬、茯苓、茯神、人参、甘菊花、防风、石膏、甘草，用姜片煎煮。

（4）外风眩晕

治疗外风眩晕，刘纯以散邪为主。在《普济本事方》中有川芎散治外风眩晕，该方在驱风药中加入山茱萸、山药之类，使用药带有补肝之意，刘纯按云："若因风而头眩者，分其所夹寒热，而用辛温辛凉之剂可也。"同样，严用和的三五七散治阳虚风寒入脑头痛目眩，方中亦不乏补阳助阳之品，刘纯按云："若果有风寒所伤而头眩者，但用辛温辛热之剂解散可也，何必拘此？"

（5）痰饮眩晕

痰饮眩晕，刘纯认为当分微重施治。列举了"玉液汤""青州白丸子""二陈汤"等历代文献中记载的治痰方剂，认为这些均为"去痰和中之平剂"，为"足太阴阳明经药"。并指出"若痰气甚者，如吐下之法皆可施，自宜随证而用"，不必拘泥于用平和去痰之剂。此外，对于去痰和中还推荐"瑞竹堂化痰丸"，认为此方亦妙。

总之，刘纯发扬《内经》之意，传承各家之论，明言"眩晕一证，上盛下虚"，丰富完善了眩晕的病因病机理论，对眩晕的治疗不无裨益。

（四）阴虚阳乏不能视

《玉机微义·眼目门·论目不能远视为阴气不足》引《东垣试效方·眼门》载："能远视不能近视者，阳气不足，阴气有余也，乃气虚而血盛也。血盛者，阴火有余，气虚者，气弱也，此老人桑榆之象也。能近视不能远视者，阳气有余，阴气不足也，乃血虚气盛，血虚气盛者，皆火有余，元气不足。火者，元气、谷气、真气之贼也。元气来也徐而和，细细如线。邪气来也紧而强，如巨川之水不可遏。"

并作按："阳气者，犹日火也，阴气者，金水也。先儒所谓金水内明而外暗，日火内暗而外明者也。然人目眼，备脏腑五行精华，相资而神明，故能视，即此理之常也。虽经曰目得血而能视，殊不言气者，盖血得气为水火之交，而能神明之也。否则，阴虚不能视远，阳乏不能视近，是为老人桑榆之渐。然学者于目病能求诸此，则思过半矣。"

《玉机微义》系由刘纯在明初徐彦纯《医学折衷》（1368）的基础上增订而成，元·倪维德将其眼目门内容全部收录所著《原机启微》（1370）附录，明·傅仁宇在《审视瑶函·卷二》（1644）目病有三因亦载："徐彦纯曰：人之眼目，备脏腑五行，相资而神明，故能视。"倪维德所著的《原机启微》一书，是中医眼科发展史上一本具有划时代意义的专著，对后世眼科有着巨大的影响。倪氏是《中国历代人名大辞典》中唯一有记载的眼科医家，正如《原机启微》王庭书序云："治眼绝无古传方，虽张仲景、李明之诸公，论医之详，庶几神妙，而于是犹略略也。后之学人无所师，故目疾为最难治……南京太医院院判薛公新甫见之曰：此书予求之久矣，今幸见之先生所，请梓焉以广其传。"而《审视瑶函》又名《眼科大全》，是一部切用眼科临床的中医专著，为中医眼科医生必读之书。由此可见，《医学折衷》亦即《玉机微义》所载眼目内容对后世中医眼科学的影响及地位所在。

1. 理论渊源

《黄帝内经》的学术思想对中医眼科理论体系的构建起着重要作用，其阴阳学说对中医眼科的影响更是至关重要。正如路南山在《眼科临证录》中所言："中医眼科的理论体系，除了祖国医学基本理论中的阴阳、藏象、经络等学说外，还有中医眼科的专科学说五轮等，由此构成一个整体。从理论到实际，处处均以阴阳学说起着主导作用。"

（1）阴阳学说

《素问·保命全形论》曰："人生有形，不离阴阳。"《玉机微义·眼目门》开篇论目为血脉之宗引《灵枢·大惑论》明确指出："是故瞳子黑眼法于阴，白眼赤脉法于阳也，故阴阳和传而睛明也……五脏六腑之精气，皆上注于目而为之精。精之窠为眼，骨之精为瞳子，筋之精为黑眼，血之精为络，其窠气之精为白眼，肌肉之精为约束，裹撷筋骨血气之精，而与脉并为系，上属于脑，后出于颈中。"由此可见，人体是一个有机的整体，根据阴阳对立理论，可以将组成人体的各个组织结构、脏腑机能划分阴阳属性，眼睛也不例外。在诊治眼部疾病时，应仔细辨察眼部结构、机能的阴阳属性，只有阴阳合传才能目视睛明。

（2）清阳清窍说

清阳清窍相关学说是以气血津液理论和脏腑理论为基础，利用升降理论来研究头面五官诸窍生理病理并指导临床疾病防治的学说。《黄帝内经》首次载清阳清窍有关描述，《素问·阴阳应象大论》曰："清阳出上窍，浊阴出下窍"。清阳是人体头面诸窍等组织器官赖以温煦、濡养、护卫的物质。

①目为清窍

目位居高位，是为上窍；目不容外物，受清阳所养，是为清窍。即清阳出入于目窍，目窍受清阳所养。《灵枢·邪气脏腑病形》有："十二经脉，三百六十五络，其血气皆上于面而走空窍。其精阳气上走于目而为睛，其别气走于耳而为听，其宗气上出于鼻而为嗅，其浊气出于胃，走唇舌而为味"。所谓"睛"者，视物之明也。又《脾胃论》云："饮食入胃，先行阳道，而阳气升浮也。浮者，阳气散满皮毛；升者，充塞巅顶，则九窍通利……"《医学纲目》说："耳目亦必阳气所加，始能聪明，是故……耳目

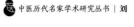

之阳气虚，则阴血不能自施而聪明失矣"。故清窍通利，功能正常，必赖清阳升发之功。

②五脏清阳

清阳升发，与脏腑关系密切，其中主要是与心肺、脾胃、肝肾较密切。脏腑是清阳生化的源泉。五脏中肝主疏泄，调畅气机。肝疏泄正常则能和顺调物，散血布津，清阳升发有度，窍通目明。故《灵枢·脉度篇》曰："肝和则目能辨五色矣"。心主血，肺主气，心肺健则气血运行畅通，清阳升发有力，视瞻精明。故《素问·六节脏象论》有云："五气入鼻，藏于心肺，上使五色修明"。肺主宣发肃降，宣发畅则清阳升，清阳升则浊阴降，浊阴降则肃降行，肃降行则宣发畅。故心肺和潜，则清升浊降循环止，目窍自明。脾主运化，胃主腐熟，脾胃健则气血生化无穷，清阳升发有源。故有云："脾气上升则为清阳"，"五脏六腑之精气，皆禀受于脾，上贯于目"。脾主升，胃主降，脾胃健则清阳升浊阴降，浊阴降则水湿化、痰饮消、瘀血除，窍道通利，目窍通明。肾主藏精，肾精能化气生血，肾精充沛，清阳升发有根。肾为先天之本，内寓真阴真阳，五脏之阳赖以温煦，五脏之阴赖以滋养。真阴真阳充盛则五脏清阳充沛，清阳游行交会于清窍，使目窍自利。

脏腑通过经络上输清阳于目。《素问·五脏生成篇》曰"诸脉者，皆属于目"，而"五脏六腑之精，十二经脉皆上注于目"。目视觉功能的发挥，有赖于清阳，故《审视瑶函·卷二》目病有三因亦载："徐彦纯曰：人之眼目，备脏腑五行，相资而神明，故能视。"《眼科阐微》指出："十二经络，二百六十脉络，皆一身精气上升，入通灵空窍，而为光明"。气血津液、脏腑功能正常，则眼的功能正常，正所谓"气血皆从，如是则内外调和，邪不能害，耳目聪明"，"五脏气血调和，精气充荣，则目和而明矣"。

诸般论述充分说明目窍与五脏清阳的关系密切，但各脏清阳对眼的生理作用不尽相同，《审视瑶函》有"大抵目开窍于肝，生于肾，用于心，润于肺，藏于脾"高度概括了眼与各脏清阳的重要生理关系。

2. 阴虚阳乏不能视

（1）阴虚阳乏，清阳不升

清阳为温煦、濡养清窍的精微物质，脏腑气血亏虚，阴虚阳乏，则清阳无以为继，气血津液难以上承，清窍失于温煦、濡养，功能失司，发为眼病，即"阴虚不能视远，阳乏不能视近"。如《灵枢·决气》曰："气脱者，目不明。"《黄帝内经素问集注》谓："精气虚，故目盲不可以视。"《脾胃论》说："胃者行清气而上，即地之阳气……清气不升，九窍为之不利。"九窍不利者，耳聋目朦，声嘎鼻塞，清窍失职之谓也。《素问·阴阳应象大论》曰："年五十，体重，耳目不聪明矣。年六十，阴痿，气大衰，九窍不利，下虚上实，涕泣俱出矣。"脏腑为清阳的源泉与上升的动力，五脏亏虚，则五轮不灵。《医宗金鉴》说："内障之病，皆因脏腑内损，精气不上注于目。"《仁斋直指方》曰："肝肾之气乏，则昏蒙晕眩。"《太平圣惠方》谓："心气滞而肝气乏，目减其光。"临床上清阳不升所致眼病亦多以虚证为主要病机，与《玉机微义》以阴阳水火不足辨识相符，如心肺阴虚、脾虚气弱、肝肾不足或气血亏虚均可导致清阳不升，目窍失养，表现为上胞下垂、白睛干涩、目昏目暗、圆翳内障、高风雀目、夜盲、青盲等。

（2）以阴阳水火识病别证

刘纯发《内经》之旨，承东垣之学，以阴阳水火辨识眼疾区分病证，自刘纯继徐彦纯有《玉机微义·眼目门》论目不能远视为阴气不足，引《东垣试效方·眼门》："能远视不能近视者，阳气不足，阴气有余也……能近视不能远视者，阳气有余，阴气不足也。"进一步概括为"阴虚不能视远，阳乏不能视近"。后世对此阐述发挥颇多。

刘纯指出，阳气者，犹日火，阴气者，犹金水。先儒所谓金水内明而外暗，日火内暗而外明者，以取类比象阐释东垣"能远视不能近视，能近视不能远视"的机理。并承徐彦纯"人目眼，备脏腑五行精华，相资而神明，故能视"，说明目窍受清阳所养，脏腑清阳升发有度，则窍通目明而能视。否则，阳气不足，阴气有余，乃气虚而血盛。血盛，阴火有余，气虚，亦气弱，即出现能远视不能近视的情况。阳气有余，阴气不足，乃血虚气盛。血虚气盛，皆火有余，元气不足，即出现能近视不能远视。亦即"阴虚不能视远，阳乏不能视近"，是为"老人桑榆之渐"，如当今多发的老年白内障、黄斑病变等。

3. 眼病诊疗经验

根据清阳的特性，升清阳就是培补清阳之源，升发气、血、津液，使之游走交会于目窍。正如《玉机微义》说："然人目眼，备脏腑五行精华，相资而神明，故能视。"升清阳重视补益脏腑，使气血津液充盛，清阳滋养功能正常。补益脏腑当以心肺、脾胃、肝肾为主，而补益脾胃尤为重要。《玉机微义》培补心肺注重益气宣肺，方用《局方》定志丸、《济生》桑白皮散；补脾胃注重健脾益气，方用《东垣神效》黄芪汤、益气聪明汤、人参补胃汤、冲和养胃汤、补阳汤等；补益肝肾注重补肝填精固肾，方用《局方》明目地黄丸、《简易》加减驻景丸、地芝丸、《东垣》滋阴地黄丸、《局方》菊睛丸、滋阴肾气丸、《东垣》连柏益阴丸等。并列地芝丸治目不能远视，能近视；《局方》定志丸治眼不能近视，反能远视。

地芝丸：治目不能远视，能近视，或妨近视。生地黄（焙干）、天门冬（去心）各四两，枳壳二两（炒），甘菊花二两。上为细末，炼蜜为丸，如桐子大。茶清送下百丸，食后。

《局方》定志丸：治眼不能近视，反能远视。白茯苓、人参各三两，远志（去心）、菖蒲各二两。上为细末，炼蜜丸，如梧子大。以朱砂为衣，每服七丸至二三十丸，温水饮下，食后，日三服。

4. 对后世的影响

倪维德《原机启微》除将《医学折衷·眼目门》的内容全部收录作为附录外，另设《原机启微·阳衰不能抗阴之病》篇，曰："此阳衰不能抗阴之病，谚所谓雀盲者也。"认为此乃阳不胜其阴，则五脏气争，九窍不通。《原机启微·阴弱不能配阳之病》篇载："阴微不立，阳盛即淫。《阴阳应象大论》曰：壮火食气，壮火散气。上为内障，此弱阴病也。"其病初起时，视觉微昏，常见空中有黑花，神水淡绿色；次则视歧，睹一成二，神水淡白色，可为冲和养胃汤主之，益气聪明汤主之，千金磁朱丸主之，石斛夜明丸主之。

明代的《银海精微》，其卷下论及眼能远视不能近视。其曰："能远视不能近视者何也？答曰：气旺血衰也。经云：近视不明，是无水也。"治宜六味地黄丸加补肾丸，诸补阴药皆可主之。六味地黄丸治肾虚，眼不奈视，神光不足。《银海精微·能近视不能远视》曰："能近视，不能远视者何也？答曰：血虚气不足也。经云：远视不明，是无火也。"治初起者宜服地芝丸、千里光散、菊花散，随人气血虚实加减，诸补药皆可用。

明·傅仁宇《审视瑶函·卷一·识病辨症详明金玉赋》曰："近视乃火少，远视因水虚。"《审视瑶函·卷二·目病有三因》曰："徐彦纯曰：人之眼目，备脏腑五行，相资而神明，故能视。"

清·黄庭镜《目经大成·卷二·近视》曰："此症目禀赋无恙。忽尔只见近，而不见远者也……盖阳衰过阴，病于火者。"治之当益火之源，以消阴翳。《目经大成·卷二·远视》曰："此症目渐次昏昧，能远视而不能近视者也……盖阴不配阳，病于水者。"治将壮水之主，以镇阳光。同时强调："火之源，命门真阳是也。水之主，两肾真阴是也。真阳之气犹风日，真阴之形等月露。风日培于外，月露渥于内，内外相资，则阴阳和钧。远近发用，各得其宜。"倡发《玉机微义》观点："经曰：目得血而能视，似非确论。且目赖气，为水火之交，而能神明。否则能近怯远，能远怯近，不几桑榆晚景之渐乎。"

清·吴谦《医宗金鉴·眼科心法要诀》"能远怯近歌"载："近视昏蒙远视明，阳光有余损阴精，须用地芝丸枳壳，菊花生地共天冬。"认为能远怯近者，谓视物远则能见，近则昏蒙。由其人阳气有余，阴精不足，故光华散乱，不能收敛于近。宜用地芝丸养阴，久服则目自愈。"能近怯远歌"载："近视清明远视昏，阳光不足被阴侵，定志丸用菖蒲远，朱砂人参白茯神。"认为能近怯远者，非生成近视，谓平昔无此证，忽视物近则明了，远则昏暗。由其人阴气偏盛，阳气不足，阳被阴侵，是以光华不能发越于远。宜定志丸补心壮神，神足则自能远视矣。

以上医家所述，均从阴阳、气血、水火的角度阐述近视、远视的病因病机及治疗。认为近视、远视与人体脏腑气血盛衰、水火失衡密切相关，用阴阳观点阐述发病机制，确立治疗原则，一些治疗方剂至今仍沿用不衰，特别对进入人口老龄化的我国，不乏现实指导意义。

二、杂病论治

（一）通关透肌骨治中风

《玉机微义》卷一首列中风门，分别引用《内经》《金匮要略》《备急千金要方》相关论述以正中风病名，认为不当以外中风邪立名，而与内脏痿证混同出治。还引李东垣所论"风非外来乃本气病"，及刘河间所论"风本于热"，阐述中风病机，指出虚之与热，并行而不相违背。《杂病治例》中，亦将中风位列 74 证之首。刘纯在继承前贤的基础上，立通关透肌骨法治中风，可谓首创。

1. 病因病机

刘纯在《玉机微义》中，基于《金匮要略》和《备急千金要方》，论述中风的症状表现，强调中风非外中风邪，当与痿证相鉴别。《杂病治例》中，亦有论述。

刘纯所论中风的症状，与《金匮要略》相同，即中风之为病，当半身不遂。因经络空虚，贼邪不泻，或左或右，邪气反缓，正气即急，正气引邪，喝僻不遂。邪在于络，表现为肌肤不仁；邪在于经，即重不胜；邪气入腑则不识人，邪气入脏即难言，口吐涎。其又取《备急千金要方》所论中风大法有四：一曰偏枯，半身不遂；二曰风痱，于身无痛，四肢不收；三曰风懿，奄忽不知人；四曰风痹，诸痹类风状。并认为后世编集中风方治，皆祖法《金匮要略》《诸病源候论》《备急千金要方》之论，不当以外中风邪立名，而与内脏痿证混同出治。

刘纯认为，中风的病因，为虚之与热，并行而不相违背；有外邪之感，与内热之伤。其引朱丹溪曰："西北气寒，为风所中，诚有之矣。东南气温而地多湿，有风病者，非风也，皆湿生痰，痰生热，热生风也。"（《医经溯洄集·中风辨》）刘纯承朱丹溪之说，在《杂病治例·风》中指出："中风大率主血虚。气虚以痰治之，治痰为先。夹火与湿，半身不遂，大率多痰。在左属死血、无血，在右属痰有热、气虚。"

（1）风非外来

刘纯在《玉机微义·中风门》中，引李东垣《医学发明》曰："经云阳之气，以天地之疾风名之。此中风者，非外来风邪，乃本气病也。"认为凡人年逾四旬，气衰之际，或因忧喜忿怒伤其气者，多有此疾，壮岁之时无有。若肥盛，则间有之，亦是形盛气衰而如此。治法当和脏腑、通经络，便是治风。然亦有贼风袭虚伤之者，治法轻重有三，分在经、在腑、在脏之异。

（2）风本于热

刘纯在《玉机微义·风本于热论》中，引用刘河间"心火暴甚，肾水虚衰"之说，指出："风病多因热甚，所以中风有瘫痪者，非谓肝木之风实甚而卒中之也，亦非外中于风，良由将息失宜，而心火暴甚，肾水虚衰，不能制之，则阴虚阳实，而热气拂郁，心神昏冒，筋骨不用，而卒倒无知。论其多因喜怒悲忧恐，五志过极而卒中者，皆为热甚。症轻，则但僵仆，气血流通，筋脉不挛缓者，发过如故。或热气太甚，郁滞不通，阴气暴绝，阳气后竭而死。痰涎者，由热甚则水化制火而生。偏枯者，由经络一侧得通，否则痹而瘫疾也。口噤筋急者，由风热太甚，以胜水湿，又津液滞于胸膈。以为痰涎，则筋太燥，然燥金主于收敛劲切故也。或筋反缓者，乃燥之甚，血液衰少。诸筋挛易愈，诸筋疾难复，以见燥之微甚。"（《素问玄机原病式·火类》）

刘纯认为，李东垣论本气自病，乃与刘河间论内热所生相合。但刘河间从热论，而李东垣从虚而论，虚之与热，并行而不相违背。

（3）湿病似中风

刘纯指出，除风与热外，湿亦可表现出中风之证。提示湿邪致病，也会出现与中风相似的症状，应当加以鉴别。其引《医垒元戎》所云："酒湿之为病，亦能作痹证。口眼㖞斜，半身不遂，浑似中风，舌强不正，当泻湿毒，不可作风病治之而汗也。"说明此口眼㖞斜、半身不遂之病，并不止风之一端而已。况且六气皆能中人，其证亦有纵急搐搦、不知人等症状，不可不据脉证分别。

2. 中风辨证

（1）风有因火因气因湿不同

刘纯指出，前人论中风多以风论，《玉机微义·中风门》按语："经云风之伤人，为病善行而数变，变至他证之类。"刘河间、李东垣、朱丹溪三人，对中风的认识则与此前有异，始论非中风。《玉机微义·中风门》按曰："河间主于火，东垣主于气，丹溪主于湿，反而以风为虚象，而大异于前人。"刘纯认为前人与刘河间、李东垣、朱丹溪三子的论说皆不可偏废。但三子以类乎中风之病，视为中风而立论，故使后人狐疑而不能决断。继曰："殊不知因于风者，真中风也。因火、因气、因于湿者，类中风而非中风也。三子所论者，自是因火、因气、因湿而为暴病暴死之证，与风无关。如《内经》所谓三阴三阳发病，为偏枯痿易，四肢不举，亦未尝必因于风而后能也。"强调风火气湿的不同，可通过望、闻、问、切辨识。辨之为风，则从前人方法以治；辨之为火气湿，则依从三子以治。认为像这样就析理明而用法当，只是其以因火、因气、因湿之证，强引风而合论之，所以真伪不分，名实相紊。若以因火、因气、因湿证分而出之，真中风病就明白易晓了。

（2）风分在脏在腑在经之异

刘纯《玉机微义·中风门》引刘河间《素问病机气宜保命集·中风论》曰："风本为热，热胜则风动，宜以静胜其燥，是养血也。治须少汗，亦宜少下。多汗则虚其卫，多下则损其荣，宜治在经。虽有汗下之戒，而有中脏中腑之分。中腑者多著四肢，有表证，而脉浮恶风寒，拘急不仁。中脏者多滞九窍，唇缓失音，耳聋鼻塞，目瞀，大便结秘。中腑者宜汗之，中脏者宜下之。表里已和，宜治之在经，当以大药养之。"

其后，刘纯又旁通李东垣之说，进一步加以阐发。其归纳中风当分在表、在里、在经三种类型，设立相应汗、下、调养三法，可谓开后世之先河。刘纯《玉机微义·中风门》指出："风中血脉则口眼㖞斜，中腑则肢节废，中脏则性命危，三治各不同。"中血脉，外有六经之形证，则从小续命汤加减，后专列发表之剂；中腑，内有便溺之阻隔，宜三化汤等通利之，专列攻里之剂；外无六经之形证，内无便溺之阻隔，宜养血通气，大秦艽汤、羌活愈风汤主之，专列调血养血之剂。刘纯还强调，所用诸方，后学者宜详审用之，充分体现了他辨证用药的思想。

（3）因地制宜辨析中风病机

刘纯认为，各家对中风的论述，多真伪不分，名实不符，而且不明中风之差异；又质疑朱丹溪东南无中风之说。其在《玉机微义·中风门》中曰："风者天地之大气也，五运之造化，四时之正令耳。上下八方，无所不至者。且人在气中，形虚者即感之、伤之、中之。有轻重不同，确实是八风虚实之差异罢了。何况有痿、湿、火、热、痰、气、虚诸证，而似中风，故古今治例不一。"因此，徐彦纯《医学折衷》尊诸经之旨，辨以上诸证，认为不得与中风同治，除刘河间、李东垣、朱丹溪三子火、气、湿之论外，王安道进一步加以扩充其例，因而才有真中风、类中风这样的辨证。

刘纯曾居甘肃凉州，即汉之武威郡。其地高阜，四时多风少雨，天气常寒。人之气实腠密，每见中风，或暴死者有之，大概是折风燥烈之甚的原因。时洪武乙亥（1395）秋八月，大风起自西北，时甘州城外，路死者数人，刘纯始悟"经谓西北之折风伤人，至病暴死之旨"。朱丹溪指出："西北气寒，为风所中，诚有之矣。东南气温而地多湿，有风病者，非风也。"由此可知，刘纯认为医家如果不明运气造化之理、地理环境之差别，却想辨识中风病机，实属困难。

（4）中风脉法及中风不治证

刘纯重视辨证，《玉机微义·中风门》指出："六气皆能中人，其证亦有纵急搐搦、不知人等证，不可不以脉证分别。"强调风、火、气、湿的不同，可通过望、闻、问、切辨识。专列中风脉法，引《金匮要略·中风历节病脉证并治》云："脉微而数，中风使然。"又曰："头痛脉滑者中风，风脉虚弱也。又寸口脉浮而紧，寸口脉缓而迟，皆曰中风也。"其认同《脉经》"脉浮而大者，风。又浮而缓，皮肤不仁，风寒入肌肉。又滑而浮散者，瘫痪风。又诊人被风，不仁痿蹶，其脉虚者生，坚急疾者死"的观点。

对于中风预后，刘纯单列"中风不治证"，《玉机微义·中风门》指出："发直吐沫，摇头，上窜直视，口开手撒，眼合遗尿，不知人，或面赤如妆，或头面青黑，汗缀如珠，声如鼾睡，皆不可治。"

3. 中风治疗

刘纯认为，风乃六淫之一，天之邪气自外而入。古人用药，皆是发散表邪、通行经络之剂，以其自表而入，亦当自表而出。至李东垣分在经、在腑、在脏，而有汗、下、调养之法，可谓详备精密，则又通表、里、中三法而治。刘河间以为热甚制金，不能平木，或湿土过甚，反兼木化，皆非外中于风，乃因内热而生，远出前古之论。刘纯先师丹溪先生认为，数千年得经意者，只有刘河间一人。由是观之，如果病从外邪而得，元气壮实者，当从古方发散之例，但用药不宜小续命汤，须分所夹有寒热温凉之异、受邪有脏腑经络之殊。若病因内热而生者，当从刘河间之论，但有用药不宜如张子和专以吐、汗、下为法。病邪有虚有实，难一概而论，又何况痿病实与内热所生相同，作为医者应该认识到这些。在《杂病治例·风》中总结出治风十二法，即复气、捷嚏、汗、宣、下、双解、劫、理气、理血、补气、补血、通关透肌骨。

（1）中风先调气

《玉机微义》引《济生方》云："人之元气强壮，荣卫和平，腠理致密，外邪焉能为害。或因七情饮食劳役，致真气先虚，荣卫空疏，邪气乘虚而入，故致此疾。若内因七情而得者，法当调气，不当治风。外因六淫而得者，亦当先调气，后依所感六气治之，此良法也，宜八味顺气散。"

刘纯认为，严用和的观点"真气先虚，荣卫空疏，邪气乘虚而入"扩前人所未发。同时强调，既言虚，邪又入，补虚散邪，理所当然。但认为严用和的论述不够详尽。并指出中风治法，岂止一种方法而已。刘纯亦在理气之剂严氏八味顺气散条中进一步阐明："严用和谓真气虚而得此疾，法当调气，故用此药补虚行气。虽此论迥出前人，其用药则未也。"(《玉机微义·中风门》)刘纯就该方义分析指出："四君子补脾胃中气药，更用白芷去手阳明经风、乌药通肾胃间气、陈皮理肺气、青皮泄肝气。认为如风在手阳明经，而肝、肺、肾、胃之气实者可用。但人身有十二经络，皆能中邪，五脏之气，互有胜负，此方不能概尽其变，真气先虚之人，亦难用此。"

刘纯《杂病治例·风·复气》指出："初未辨内外所因，多有因七情所动，气厥暴逆，而昏冒牙关紧急。若便作中风，用药多致杀人。惟宜苏合香丸灌之便醒，谓气复则已也。"认为中风来势急盛，非感冒伤风之比。

（2）用汗吐下三法

刘纯师从张子和之论，引《儒门事亲·治病百法》曰："诸风掉眩，皆属肝木。掉摇眩运，目喎筋急，手搐瘛疭，皆厥阴肝木之用也。经云：风淫所胜，平以辛凉。世何以热药治风邪？予治惊风痫病，屡用汗、吐、下三法，随治愈。"认为木郁达之者，吐之令其条达；汗者风随汗出；下者推陈致新。对失音闷乱、口眼喎斜之症，可先用三圣散吐之，如牙关紧急，鼻内灌之，吐出涎，口自开。次用通圣散、凉膈散、大人参半夏丸、甘露饮，除热养液之寒药排而用之。

《杂病治例·风》列汗法解表：表实无汗者，散之劫之。表里俱实，敛表。表虚自汗者，温之解之。表里俱虚，《脉经》云脉浮而大者风，沉缓弱者，药用辛温排风汤、小续命汤，辛平消风百解散、消风散选用；脉洪实用辛凉，钱氏大青膏。宣即吐法，气滞者难治，宜吐之。痰气实，能食，痰壅盛者，口眼㖞斜不能言，皆用吐法。亦有虚而不可吐者，使用下法，此因内有便溺阻隔，故攻里。审谛得当，方可施此法，方选机要三化汤、子和搜风丸、老人润肠丸。刘纯阐释此法确系邪气卒中、痰涎壅盛实热者可用，否则不敢轻易使用。

（3）通关透肌骨法

通关透肌骨法出自《杂病治例·风》。刘纯将中风分为阴阳两证，阳证用至宝丹，阴证用灵宝丹。昏冒者宜用通关透肌骨法，为风入骨髓不得出，故用龙、麝、牛、雄之类，皆入骨透肌肉，使风邪外出也。指出若中血脉、中腑不可用。此法亦仅在刘纯书中所见。

同时还指出，治风不可利小便，如小便少，不可以药利之。既以自汗，则津液外亡，小便自少。若利之，使荣卫枯竭，无以制火，烦热愈甚。当俟热退汗止，小便自行。兼此证乃阳明经，大忌利小便。

（4）不当与痿证同治

刘纯承朱丹溪的观点，认为今世所谓风病，大都与各种痿证混同论治。实由《太平惠民和剂局方》多以治风之药通治痿证。然而古圣论风痿，各有条目，源流不同，治法亦异，所以应区分何种痿证而论治。《玉机微义》卷一载："风病外感，善行数变，其病多实，发表行滞，有何不可。《太平惠民和剂局方》治风之外，又历述神魂恍惚、起便须人、手足不随、神志昏愦、瘫痪㿗曳、手足筋衰、眩晕倒仆、半身不遂、脚膝软弱、四肢无力、颤掉拘挛、不语、语涩、诸痿等症，悉皆治之。不思诸痿皆起于肺热，传入五脏，散为诸症。其昏惑瘛疭、瞀闷、瞀昧、暴病、郁冒、蒙昧、瘛昧，皆属于火。曰四肢不举、舌本强、足痿不收、痰涎有声，皆属于土，悉是湿热之病，当作诸痿论治。若以外感风邪治之，难免犯虚虚实实之祸？若夫岐伯、仲景、孙思邈之言风，大意似指外邪之感。刘河间之言风，明指内伤热证，实与痿证所言诸疾生于热相合。外感之邪，有寒热虚实，而夹寒者多。内热之伤皆是虚证，无寒可散，无热当作实可泻。"

（5）中风外治

《杂病治例》治中风除内服药外，还使用外治手法，如捷嚏法用于初卒倒或中者，用皂角末，或不卧散于鼻内吹之；灸风池、百会、曲池、翳风、环跳、肩髃等穴皆可灸之，以凿窍疏风；针以导气；如风客经络，肢体疼痛，不能运动者，用诸祛风药煎水，如法熏之；敷贴法用于风客肢体者，用姜汁、芥子、白芷、南星为末敷上，口眼㖞斜者用巴豆。

（6）中风误治

《玉机微义·气中论》引《普济本事方》云："世言气中者，虽不见于方书，然暴怒伤阴，暴喜伤阳，忧愁不已，气多厥逆，往往得此疾，便觉涎潮昏塞，牙关紧急。若便作中风用药，多致杀人，惟宜苏合香丸灌之便醒，然后随寒热虚实而调之，无不愈者。经云：无故而喑，脉不至，不治自已。谓气暴逆也，气复则已。审如是，虽不服药自可。"此亦被明徐春圃收入《古今医统大全·卒中暴死》。

刘纯却认为，气中之说，即七情内火之动，气厥逆，由其本虚所致。用苏合香丸通行经络，其决烈之性，如摧枯拉朽，恐气血虚者，非所宜也。后说不治自复之义，是为担心用药的失误，此举实在胜于误于庸医之手。正如《汉书·艺文志》云："有病不治，常得中医。"

（7）中风方药

刘纯规定了中风各脏腑的主治药，如肝用川芎、心用细辛、脾用升麻、肺用防风、肾用独活、胃用升麻、大肠用白芷、小肠用藁本、三焦用黄芪、膀胱用羌活、心包络用川芎，对当今临床有一定的指导意义。

①发表之剂

方名：《金匮》续命汤（《备急千金要方》名西州续命）。

主治：中风瘛，身不收，口不能言，冒昧不知痛处，拘急不能转侧。

组成：麻黄三两（去节），桂枝（去皮）、当归、人参、石膏（碎，绵裹）、干姜、炙甘草各二两，川芎一两，杏仁（去皮尖）十四枚。上咬咀，水煎。

刘纯以脏腑经络定位方剂主治，认为此乃心、肺脾、胃、肝之药；又用经络归类方剂，为太阳经血气药。亦有《局方》小续命汤出《备急千金要方》，治卒暴中风，不省人事，半身不遂，口眼㖞斜，手足战掉，语言謇涩，神溃气乱，及治诸风。刘氏认为此为心、肺、脾、胃、肝、三焦、命门药。刘纯认为，续命汤乃治太阳外感风邪之药，然而外感夹寒者多，所以用桂枝一类。并指出《局方》小续命汤比《金匮》续命汤少当归、石膏，多防风、附子、防己，与仲景原意不相合，仲景谓"汗出则止药"，《太平惠民和剂局方》则"日久服差"。治诸风并非仲景本意，且麻黄、防己不可久服，亦不可通治诸风。

②攻里之剂

方名：《机要》三化汤。

主治：中风外有六经之形证，先以加减续命汤治之。内有便溺之阻隔者，此方主之。

组成：厚朴、大黄、枳实、羌活各八分。上判，每周一两，水煎。

刘纯强调此治风邪入里之下药也。即伤寒用承气之义，非内实者不可用。

另载张子和搜风丸，治风热上攻，眼昏耳鸣，鼻塞头痛，眩晕痰逆，涎嗽，心腹痞痛，大小便结滞。刘纯指出，此方虽名"搜风"，其实乃下实热痰之药。

③发表攻里之剂

方名：《宣明》防风通圣散。

主治：治一切风热。

组成：防风、川芎、当归、芍药、大黄、芒硝、连翘、薄荷、麻黄各半两，石膏、桔梗、黄芩各一两，甘草二两，滑石、白术、山栀、荆芥穗各半两。一方去芒硝，加牛膝、人参、半夏。上咀末，生姜煎。

刘纯定位此乃肺、脾、膀胱、胃、肝、心经之药，又是表里血气之药。阐释组方之义：防风、麻黄是汗剂，大黄、芒硝是下剂，栀子、滑石利小便。发表攻里，合而并进，故治杂病则佳，治伤寒、伤风有失。引张仲景云："发表攻里，本自不同。"并结合五运六气分析，在大定年间，此药盛行于世而多有良效，认为当时下至平民百姓，"口腹备，衣着全，但志乐而形不苦"，即使是用凉药亦多良效而少失误。"变乱之际，蓝盐糟糠，有所不充，加以天地肃杀之运，敢用凉药如平泰之世耶？"故多失误而少效验。就好像"仲景用桂枝，当汉之末也。韩袛和戒桂枝，当宋之隆时"（《医垒元戎》）。时世不同，不可不知。充分体现了刘纯辨证论治的周全。

④调血养血之剂

方名：《机要》大秦艽汤。

主治：治中风外无六经之形证，内无便溺之阻隔，知是血弱不能养于筋，手足不能运，口强不能语言，宜养血而筋自荣也。

组成：秦艽、石膏各二两，甘草、川芎、当归、芍药、羌活、独活、防风、黄芩、白芷、生地黄、熟地黄、白术、白茯苓各一两，细辛半两。春夏加知母一两。上到，每服一两，水煎。天阴雨加生姜七片。

另立羌活愈风汤，疗肾肝虚，筋骨弱，语言难，精神昏愦。此药安心养神，调阴阳无偏胜。治中风内外无邪，服此药以行中道。立天麻丸，治风因热而生，热胜则动，宜以静胜其燥，是养血也。此药行荣卫、壮筋骨。

刘纯指出，以上三方，李东垣认为是调经养血安神之剂。然而风并夹虚，理宜补养。张仲景治风虚脚气用八味丸，略露补养端绪，而后世医家不能扩充此法。局方骨碎补丸治肝肾风虚，换腿丸治足三阴经虚，专用疏通燥疾之药，既失之矣。此三方较之《太平惠民和剂局方》虽优，亦是得不偿失。秦艽汤、愈风汤虽皆有补血之药，而行经散风之剂居其大半，将何以养血而益筋骨？天麻丸养血壮筋骨，差不多近理。刘河间用愈风汤、天麻丸预防中风亦属此意。

⑤治痰通经诸方

《杂病治例·风》认为，竹沥汤、青州白丸子、三生饮皆治卒中昏冒，口眼㖞斜，半身不遂，痰涎潮上壅塞，手足顽麻者。抱龙丸、省风汤、荆沥汤亦妙。对于关节及手足痛者，宜神佑等丸下之。

方名：《局方》青州白丸子。

主治：治半身不遂，口眼㖞斜，痰涎壅塞，手足顽麻。

组成：半夏七两（水洗过，生用），川乌头半两（去皮脐，生用），南星三两（生用），白附子二两（生用）。

方名：三生饮。

主治：治卒中昏不知人，口眼㖞斜，半身不遂，并痰厥气厥。

组成：南星一两（生用），川乌（去皮，生用）、附子（去皮，生用）各半两，木香二钱半。上每服五钱，水二盏，姜十片，煎八分服。

刘纯认为，中风之病，多因痰得。以上二方，乃行经治寒痰之药也。

⑥通关透肌骨之剂

方名：《局方》至宝丹。

主治：疗卒中急风不语，中恶气绝。又疗心肺积热，及小儿诸痫，急惊心热。

组成：安息香一两半（为末，以无灰酒搅澄飞过，滤去砂石，约取净数一两，慢火熬成膏子），生乌犀屑、生玳瑁屑、琥珀、朱砂、雄黄各一两，龙脑一分，麝香一分，牛黄半两，银箔、金箔各五十片，一半为衣。上将生犀、玳瑁为细末，入余药研均。将安息香膏重汤煮，凝成后入诸药，和搜成剂，入不津器中盛，并旋丸如桐子大。

⑦家藏秘方

方名：家宝丹（《杂病治例·风》）。

主治：治一切风证，左瘫右痪，手足痿痹，口眼㖞斜，邪入骨髓者。其病如只在肌表者不宜用，否则引风入骨髓，如油入面，不能出。

组成：川乌、南星、五灵脂（用姜汁制，另研）、草乌各六两，白附子、全蝎、没药、辰砂各二两，羌活、乳香、僵蚕各三两，片脑一两半，天麻三两，麝香一两二钱半，地龙四两，雄黄一两，轻粉一两。上为细末，作散调服，或蜜和如弹子大，含化。若止风麻痹走注，肢节疼痛，或喑不语，壅滞，宜天麻散。

总之，中风为人之大病，受到各代医家的重视，经历了由外中风到内中风的认识变迁。刘纯认为，其症状主要为半身不遂、口眼㖞斜；病因是虚热痰湿；辨证有因火、因气、因湿的不同，风分在脏、在腑、在经之异；治疗规定了中风各脏腑的主治药，以调气为先，用汗、吐、下三法及自创的通关透肌骨法，强调不当与痿证同治。所用方药有承前辈的，有家藏的，配合捷嚏、灸、针与敷贴等，理、法、方、药俱全，完善了中风的论治。

（二）标本兼顾治痰证

刘纯重视脉法，痰饮合论。《玉机微义·痰饮门》首列痰饮脉法，引《金匮要略·痰饮咳嗽病脉证并治》曰："脉双弦者，寒也。皆大下后善虚；脉偏弦者，饮也。肺饮不弦，但苦喘短气。又云：脉浮而细滑者，伤饮。脉弦数，有寒饮，冬夏难治。脉沉而弦者，悬饮内痛，其人短气，四肢历节痛。脉沉者,有留饮。"引陈无择《三因极一病证方论·痰饮》曰:"饮脉,皆弦微沉滑。或云:左右关脉大者,膈上有痰也,可吐之。病人百药不效,关上脉伏而大者,痰也。眼皮及眼下如灰烟黑者,痰也。"其指出"学者但察其病形脉证,则知所夹之邪,随其表里上下虚实以治也"(《玉机微义·痰饮门》)。并依据痰的不同类型及表现,提出"治法当以痰为本,以所夹之气为标"的治疗原则。

1. 病因病机

刘纯《玉机微义·痰饮门》曰:"痰之为病,仲景论四饮六证,无择叙内外三因,俱为切当。"亦指出:"痰乃积饮所化。"《杂病治例·痰饮》开宗明义言:"痰之为物,随气升降,无处不到,亦有脾虚而痰饮作者。有五饮。"

(1)饮分五种

刘纯引张仲景《金匮要略·痰饮咳嗽病脉证并治》云:"四饮者,悬饮、溢饮、支饮、痰饮是也。其人素盛今瘦,水走肠间,沥沥有声,谓之痰饮。饮后水流在胁下,咳唾引痛,谓之悬饮。饮水流于四肢,当汗出而不汗,身体重痛,谓之溢饮。咳逆倚息,短气不得卧,其形如肿,谓之支饮。又有留饮者,背寒如手大,或短气而渴,四肢历节疼,胁下痛引缺盆,咳嗽则转甚。又有伏饮者,膈满呕吐,喘咳,发则寒热,腰背痛,目泪出,其人振振恶寒,身眴惕。病溢饮者,当发其汗。悬饮者,法当下之。痰饮者,当以温药和之。"

古方谓四饮生六证,即四饮加伏饮、留饮;或称五饮,即留饮、伏饮合为一证。《三因极一病证方论》为痰饮,用温药从小便去之。支饮则随证汗下,以补四饮之治法。刘纯尝观张仲景治饮诸方之义,认为在表者汗之,在里者下之,夹湿则分利之,寒热温凉,随其所属以治之,不必拘此四证。同时指出:"痰乃积饮所化。"

（2）痰分三因

刘纯《玉机微义·痰饮门》指出，痰饮"分三因为病之状，至为切当"。陈无择《三因极一病证方论·痰饮》曰："人之有痰饮者，由荣卫不清，气血浊败，凝结而成也。内则七情泪乱，脏气不行，郁而生涎，涎结为饮，为内所因。外则六淫侵冒，玄府不通，当汗不泄，蓄而为饮，为外所因。或饮食过伤，色欲无度，运动失宜，津液不行，聚为痰饮，属不内外因。其为病也，为喘为咳，为呕为泄，为眩晕嘈烦，忪悸惕搐，寒热疼痛，肿满挛癖，癃闭痞膈，如风如癫，未有不由痰饮所致。"

刘纯还认为，所引《三因极一病证方论》之药，有外因而用里药者，有内因而用表药者，如后附方所载五苓散、金匮厚朴大黄汤为外因之里药，参苏饮为内因之表药。

（3）痰主于湿

刘纯《玉机微义·痰饮门》专列论饮专主于湿，引《素问玄机原病式》曰："积饮、留饮，积蓄而不散也。水得干燥则消散，得湿则不消，以为积饮，土湿主痞故也。"强调湿为痰饮的病因机制，王纶《明医杂著》进一步论述："痰之本，水也，原于肾；痰之动，湿也，主于脾；痰之成，气也，贮于肺。"又曰："治痰先治气，谓调其肺气，使之清肃下行也；脾为生痰之源，肺为贮痰之器。"

（4）痰生百病

刘纯《玉机微义·痰饮门》指出："唯王隐君论人之诸疾者，悉出于痰，此发前人所未论，可谓深识痰之情状而得其奥者矣。"并引王隐君《泰定养生主论》曰："痰证古今未详，方书虽有五饮、痰、诸饮之异，而莫知其为病之源。"认为或头风眩目运耳鸣；或口眼蠕动，眉棱耳轮俱痒或痛；或四肢游风肿硬，而似疼非疼……内外为病，百般皆痰所致，其状不同，难以尽述。津液即凝为痰，不复周润二焦，故口燥咽干、大便秘、面如枯骨、毛发焦槁。妇人则因此月水不通。若能逐去败痰，自然服饵有效。故王隐君"尝用一药，即滚痰丸，以愈诸疾，不可胜数矣。今特相传于世云。"

王隐君认为，痰可由先天遗传而来，称为"禀赋痰证"；也可由后天因素，如六淫、七情、饮食、劳倦等引发；或由其他病理变化影响转化而成。总之，"髓、脑、涕、唾、液、精、津、气、血，同出一源，而随机感应，故凝之则为败痰"（《泰定养生主论》）。体内一旦有痰生成，可导致周身多种病变。"痰生百病"，特别是"痰生怪病"的说法，实倡导于王隐君。在痰证的治疗上，主张因痰而致病者，先调其病，后逐其痰；但对实热老痰和顽痰怪症，则力主攻逐。王隐君认为，痰是病之标，又可成为病之本，痰不去则病不除，故创制"滚痰丸"，专治实热老痰及顽痰。"滚痰"者，旨在治病求本，斩草除根。

刘纯赞同王隐君以上观点，认为痰之为病十居八九。其病机为人的气血流行，无一息间断，才有壅滞，津液凝闭，郁而成热，于是生痰。人于六淫、七情、饮食、起居之际，难免有失中节而气血壅滞。为证实王隐君之说有依据，特别叙述《脉经》《类证活人书》二条，《脉经》曰："病人一臂不遂，时复移在一臂，其脉沉细，非风也，必有饮在上焦。"《类证活人书》曰："中脘有痰，亦令人憎寒发热，恶风自汗，胸膈痞满，有类伤寒。但头不痛，项不强为异。"以为佐证。但同时强调王隐君所制滚痰丸一方，难以通治诸疾。

2. 痰证辨证

（1）痰证有五种

刘纯认为"痰乃积饮所化"，故《素问玄机原病式》将痰证列于太阴湿土之条。张子和有五痰之说，它们全都出于湿，而所夹所因有五者之异。《玉机微义·痰饮门》引张子和曰："凡人病痰者有五：一曰风痰，二曰热痰，三曰湿痰，四曰酒痰，五曰食痰。"（《儒门事亲·风论》）认为风痰是形寒饮冷所生，热痰是火盛制金所由，湿痰为停饮不散所化，酒痰为饮食过伤所致。按风、热、湿、酒、食归类了痰证的证型。后世王隐君《泰定养生主论》论痰亦有五，曰："风痰、寒痰、热痰、气痰、味痰者。"其在前贤五痰基础上，有所变化，合酒痰、食痰为味痰，可能考虑痰均出于湿，故去湿痰，增加寒痰、气痰，辨证更加明确。并认为味痰是因饮食酒醪厚味而然；气痰是因事逆意而然；热痰是因饮食辛辣炙煿，重裀厚服而然；寒痰是因冒寒凉而然；风痰是因感风而发，或风热怫郁而然。刘纯指出："此皆素抱痰气，因风寒气热味而作，非别有此五种之痰也。"（《玉机微义·痰饮门》）

（2）痰之新久分清浊

刘纯师承王隐君之说，从痰之新久分清浊寒热。认为论痰清白者为寒，黄而浊者为热，亦有始则清白，久则黄浊的变化。清白稀薄渍于上，黄浊稠黏凝于下。嗽而易出者，清而白也，咳而不能出则黄浊结滞者也。若咯唾日久，湿热所郁，上下凝结，皆无清白者。甚至带血，血败则黑痰，关格异病，人所不识。又清白者气味淡，日久渐成恶味，酸辣腥燥焦苦不一。刘纯指出："此以痰之新久分清浊，可谓得病机之情矣。"（《玉机微义·痰饮门》）

（3）虚证夹痰似邪祟

中医心身疾病多指人体因精神情志因素所导致的各种脏腑气血阴阳失调的病变，其疾病涵盖的范围较现代医学心身疾病的病种要广泛。早在《内经》时期就已经开始从七情内伤导致人体阴阳失调、气机紊乱的角度来说明心身疾病产生的机理，如《素问·宣明五气》曰："邪入于阳则狂。"《素问·举痛论》曰："悲则心系急，肺布叶举，而上焦不通，荣卫不散，热气在中，故气消矣。"后世医家大多承袭《内经》的观点。至金代张从正，论述中医心身疾病始倡"痰迷心窍"学说，对后世产生了很大的影响，其后的丹溪对此多有发挥，刘纯亦师从之。

①气血两虚，痰客中焦

中医理论认为，精血是构成人体并维持人体生命活动的最基本、最重要的物质。其中，血液循行于脉中，遍流周身，除了对人体起到濡养和滋润作用外，还是人类精神心理活动的主要物质基础，而超越正常的情志活动可以使人体气血耗伤。如《素问·疏五过论》指出："尝贵后贱，虽不中邪，病从内生，名曰脱营。"王冰解释为，"神屈故也，贵之尊荣，贱之屈辱，心怀眷慕，志结忧惶，故虽不中邪，而病从内生，血脉虚减，故曰脱营。"刘纯引朱丹溪《格致余论·虚病痰病有似邪祟论》中进一步强调："血气者，身之神也。神既衰乏，邪因而入，理或有之。若夫血气两亏，痰客中焦，妨碍升降，不得运用，以致十二官各失其职，视听言动皆有虚妄。"认为异常的精神心理活动不仅可以耗伤人体气血，而且还可以进一步导致痰邪内生，客阻中焦，从而使脏腑功能失常，产生各种心身疾病。

②惊则舍空，痰乘虚入

《内经》认为，七情内伤是导致人体心身疾病的重要原因，如《素问·举痛论》曰："惊则心无所倚，神无所归，虑无所定，故气乱矣。"朱丹溪对《内经》的"七情内伤"理论和张从正的"痰迷心窍"学说加以发挥，用来说明心身疾病的成因，如他在解释痫证的成因时就指出"假如痫证，因惊而得，惊则神出于舍，舍空则痰聚也"（《丹溪治法心要·痫证》）。又曰："痰入在舍，而拒其神，神不得而归焉。"（《丹溪治法心要·痰》）朱丹溪此说对后世产生了重要的影响。中医所说的痫证应属于心身疾病的范畴，论及痫证的成因，当今的中医仍认为是由于突受大惊大恐，造成患者气机逆乱，损伤脏腑气血，痰浊上犯，心神清窍被蒙所致。

3. 痰证治疗

刘纯认为，王隐君制滚痰丸一方，总治痰证，固为简便，较之仲景三因有表里内外，而分汗下温利之法，相对粗略，何况痰又有虚实寒热之不同。如前所述，痰病之原因，有因热而生痰，亦有因痰而生热；有因风寒暑湿而得；有因惊而得；有因气而得；有因酒饮而得；有因食滞而得。总有脾虚不能运化而生。痰一旦生成，可导致人身多种病变。比如热痰则多烦热，风痰多成瘫痪奇证，冷痰多成骨痹，湿痰多倦怠软弱，惊痰多成心痛癫疾，饮痰多成胁痛臂痛，食积痰多成癖块痞满，其为病状种种难名。据此，刘纯指出"学者但察其病形脉证，则知所夹之邪，随其表里上下虚实以治也"（《玉机微义·痰饮门》）。并依据以上痰的不同类型及表现，提出"治法当以痰为本，以所夹之气为标"的治疗原则。

《杂病治例·痰饮》总结有宣、消导、发散、下、理气、滋阴、镇坠痰饮、升降阴阳八法。

（1）治痰理气痰自下

刘纯引严用和之论曰："人之气道贵乎顺，顺则津液流通，决无痰饮之患。古方治饮，用汗下温利之法，愚见不若以顺气为先，分导次之，气顺则津液流通，痰饮运下，自小便中出矣。"

刘纯认为，严用和所论气顺则痰自下之说，是针对人之七情郁结，气滞生涎，聚为痰饮而发。治疗能使气道通利，则痰自降下。然亦有病人原有痰积，其气因痰而结滞者，虽通过理气痰不能自我运行，一定要先逐去痰结，则结滞之气才能自行，所以不可专主一说。同时认为，"人身无倒上之痰，天下无逆流之水"是没有依据的。指出"水性润下，搏而跃之，则可使过颡。痰性顺下，被火泛上，亦可至巅"（《玉机微义·痰饮门》）。临证要详查其义，灵活变通，不可拘泥。临床常用四七汤、苏子降气汤。

（2）不泥表里内外之分

依据王纶《明医杂著》"痰之动，湿也，主于脾"之说，可知疾病多生于湿，故古方多用南星、半夏之类。然也有所夹之邪，故药有风、寒、暑、湿之异。又因人有上、下、表、里之分，故有仲景在表者汗之，在里者下之，在上者涌之，在下者分利之，治饮之法，可谓详矣。亦有陈无择以大小青龙汤、五苓散、承气汤为外因之治，参苓散、八味丸、参苏饮为内因之治，十枣汤、葶苈散、大小半夏丸、控涎丹、破饮丸为不内外因之治。刘纯所编治痰饮诸方，旨意与张仲景、陈无择有不同之处。他认为大、小青龙汤为外因之表药，五苓散、承气汤为外因之里药；参苓散、八味丸为内因之里药，参苏饮为内因之表药；十枣汤、葶苈散、控涎丹、破饮丸为不内外因之下药，大、小半夏丸为不内外因和中药。其曰："彼以三因立论，故叙药止以所因为主，而不分其表里内外之异。"(《玉机微义·痰饮门》）并另立镇坠痰饮、升降阴阳之法，方用灵砂丹、黑锡丹、来复丹。

（3）金匮肾气摄养肾水

《玉机微义·痰饮门》载："金匮肾气丸治短气有微饮，当从小便去之。"《杂病治例·痰饮》将其归入滋阴一法，指出："半夏止能泄痰之标，不能治痰之本，肾气丸以主之。"认为此方用海粉，热痰能降、湿痰能燥、结痰能软、顽痰能消，但只可入丸子，不可入煎药。

刘纯指出"仲景以肾虚有饮，故此补肾逐水，以其中有泽泻、茯苓故也"(《玉机微义·痰饮门》）。而取严用和用此方治肾虚寒不能摄养肾水之义，使邪水溢上，多吐痰唾。肾既虚寒则阳火必盛，肾水乃天一所生，人之根蒂，痰涎乃津液败浊而成，怎么可直指肾水不摄，而使邪水溢上。故曰："肾水虚弱，阴亏难降，使津液败浊而为痰水，故用此药，于义则明白矣。"(《玉机微义·痰饮门》）所以，摄养肾水亦体现了刘纯治病求本的思想。

（4）治痰八法

宣：寸脉实当吐。痰在上，泻亦不去，吐中有发散之义。选用桔梗、参芦、瓜蒂、藜芦、牙茶。

消导：食积，瑞竹堂化痰丸、钱氏白饼子，痰在四肢，非竹沥不开，在胁下，非白芥子不能达；热痰，青黛、黄连、滚痰丸、二陈加芩连；湿痰，小胃丹、神佑丸，轻者二陈汤；寒痰，姜桂丸、温中丸、五套丸；风痰，青州白丸子、玉壶丸、天南星丸；惊痰，辰砂化痰丸、保生锭子。

发散：风寒外感，金沸草散、三拗汤。因郁，参苏饮。

下：祛痰丸。有痰实似邪祟狂证，涤痰丸、大利膈丸、蠲饮枳实丸；有悬饮内痛，十枣汤，或三因控涎丹。

理气：四七汤、苏子降气汤。

滋阴：半夏止能泄痰之表，不能治痰之本，肾气丸以主之。海粉，热痰能降、湿痰能燥、结痰能软、顽痰能消，可入丸子，不可入煎药。

镇坠痰饮，升降阴阳：方用灵砂丹、黑锡丹、来复丹。

（5）热药治痰之误

《玉机微义·痰饮门》专列论《太平惠民和剂局方》用热药治诸气痰饮呕吐膈噎之误篇。刘纯认为，论呕吐痞满、噫腐吞酸、噎膈反胃，致病的原因，都"以气之初病，误服燥热，结为痰饮所致"，故列于痰饮门中。

刘纯赞同朱丹溪"气之初病，其端甚微"的观点。认为有因饮食不谨，有外触风雨寒暑，有内感七情，有食味过厚，偏助阳气，蕴为膈热。或资禀充实，表密无汗，津液不行，清浊相干。《局方发挥》曰："气之为病，或痞或痛，或不思食，或噫腐气，或吞酸，或嘈杂，或膨满，不寻求病原，便认为寒，就以辛香燥热之剂，投之数贴，时暂得快，以为神方。厚味仍前不节，七情又复相仍，旧病被劫暂开，浊液易于攒聚，或半月，或一月，前证复作，如此延蔓，自气成积，自积成痰，此为痰为饮为吞酸之由也。"病已成，却未遇到高明的医生，又错误地用药，致"痰夹瘀血，遂成窠囊"，这就是成为痞满呕吐、噫腐吞酸、噎膈反胃的原因。

然而，论热药治痰之误，固为精切，亦有夹寒夹虚之证，不可不论。刘纯认为，久痰凝结，胶固不通，状若寒凝，不用温药引导，必有拒格之患；有风寒外束，痰气内郁者，不用温散，亦何以开郁行滞；又有血气亏乏之人，痰客中焦，闭塞清道，以致四肢百骸发为诸病，理宜导去痰滞，必当补泻兼行，又难拘于张子和三法。亦有治痰用峻利过多，则脾气愈虚，津液不运，痰反亦生而愈盛，法当补脾胃、清中气，则痰自然运下，认为"此乃治本之法，世谓医中之王道者，正此类也"（《玉机微义·痰饮门》）。所以临证不可拘泥一法，而应辨证施治，方为良工。

刘纯论痰之为病，赞同王隐君痰生百病的观点，主张痰之为物，随气升降，无处不到，亦有脾虚而生痰饮。提出"治法当以痰为本，以所夹之气为标"的治疗原则，总结出宣、消导、发散、下、理气、滋阴、镇坠痰饮、升降阴阳八法。其效法严用和气顺则痰饮自下之说，用金匮肾气丸摄养肾水，倡补脾胃、清中气治痰正法，亦即体现出刘纯治病求本，本于脾肾的主旨。

（三）养阴制燥治消渴

《玉机微义·消渴门》引《素问·阴阳别论》曰："二阳结谓之消。"《素问·脉要精微论》曰："瘅成为消中。"刘纯融刘河间、李东垣、陈无择消渴之论，在《杂病治例·消渴》中专有论述："上消则多饮水而少食。渴而饮食多，便赤，为中消。下消则膏淋，面色黑而瘦。"

1. 病因病机

《玉机微义·消渴门·诸经论消渴脉证所因》用李东垣语阐释《内经》

中的"消渴"曰："二阳者阳明也，手阳明大肠主津，病消则目黄口干，是津液不足。足阳明胃主血，热则消谷善饥，血中伏火，乃血不足。结者津液不足，结而不润，皆燥热为病也。此因数食甘美而多肥，故其气上溢，转为消渴"（《兰室秘藏·卷上·消渴门》）。由此可知，消渴主要与手足阳明经有关，燥热所致。亦"不可服膏粱芳草石药，其气剽悍，能助燥热也"。

《玉机微义·消渴门·论三消之疾燥热胜阴》引刘河间《三消论》曰："三消之疾，本湿寒之阴气极衰，燥热之阳气太甚。皆因乎饮食服饵失节，肠胃干涸而气液不得宣平。或耗乱精神，过违其度；或因大病，阴气损而血液衰虚。阳气悍而燥热郁甚。或因久嗜咸物，恣食炙煿，饮食过度；亦有年少服金石丸散，积久石热结于胸中，下焦虚热，血气不能制，石热燥甚于胃，故渴而引饮。"

刘纯盛赞刘河间三消之论，曰："始言天地六气五味，以配养人身六位五脏，而究乎万物之源。终引《内经》论渴诸证，以辨世方用热药之误。比物立象，反复详明，非深达阴阳造化之机者，孰能如是哉？"（《玉机微义·消渴门》）

《玉机微义·消渴门·论三消之疾燥热胜阴》明确消渴为燥热胜阴所致。刘纯按语进一步指出："肾水属阴而本寒，虚则为热。心火属阳而本热，虚则为寒。若肾水阴虚，则心火阳实，是谓阳实阴虚而上下俱热矣。"同时用刘河间"燥热怫郁"之理，驳辩"但见消渴数溲，妄言为下部寒"而用热药的谬误。其曰："水气实者必能制火，虚则不能制火，故阳实阴虚而热燥其液，小便淋而常少；阴实阳虚不能制水，小便利而常多，此又不知消渴小便多者。"如前所述，消渴属阳实阴虚上下俱热，常理小便应少，却渴而小便反多，刘纯针对这一现象，取刘河间之说阐释："燥热太甚，而三焦肠胃之腠理怫郁结滞，致密壅塞，而水液不能渗泄浸润于外，以养乎百体，故肠胃之外燥热太甚。虽多饮水入于肠胃之内，终不能浸润于外，故渴不止而小便多。水液既不能渗泄于外，则阴燥竭而无以自养，故久而多变生聋盲、疮疡、痤痱之类而危殆，其为燥热伤阴也明矣。"（《玉机微义·消渴门》）若以热药养肾水、胜心火，此乃不明阴阳虚实之道，亦指出了消渴的并发症。

2. 消渴辨证

刘纯承刘河间《素问病机气宜保命集·卷下·消渴论》曰："消渴之疾，三焦受病也。"按上、中、下三焦分论消渴。上消者肺病，多饮水而少食，大便如常，小便清利，知其燥在上焦，治宜流湿以润其燥；消中者胃病，渴而饮食多，小便赤黄，热能消谷，知其热在中焦，宜下之；消肾者，初发而为膏淋，谓淋下如膏油之状，至病成，面色黧黑，形瘦而耳焦，小便浊而有脂液，治法宜养血以肃清，分其清浊而自愈。

另据陈无择辨消中三证之异加以补充。引《三因极一病证方论·三消脉证》曰："消渴属心，故烦心，致心火散漫，渴而引饮，诸脉软散，属气实血虚也。消中属脾，瘅热成则为消中。消中复有三：有因寒中，阴胜阳郁，久必为热中。经云：脉洪大，阴不足阳有余，则为热中，多食数溺为消中。阴狂兴盛，不交精泄，则为强中。至病强中，不亦危矣。肾消属肾，盛壮之时不谨而纵欲房劳，年长肾衰，多服金石，真气既丧，口干，精溢自泄，不饮而利。经云：肾实则消，不渴而小便自利，名曰肾消，亦曰内消。"此将消中按病情发展过程又详分为寒中、热中、强中三证，指出寒中久则可转化为热中，病至强中，已属危重。

刘纯按刘河间上、中、下三焦分论消渴，又补充陈无择消中三证之异。刘河间"上消肺病"，陈无择"消渴属心"；消中有寒中、热中、强中三证；"消肾"与"肾消"亦稍有区别，但此消渴三焦分类方法一直沿用至今。

3. 消渴治疗

刘纯引刘河间《三消论》治消渴曰："治此疾者，补肾水阴寒之虚，而泻心火阳热之实，除肠胃燥热之甚，济身中津液之衰，使道路散而不结，津液生而不枯，气血利而不涩，则病日已矣。"《玉机微义·消渴门·论治消渴大法》引李东垣《兰室秘藏》曰："膈消者，以白虎加人参汤治之。中消者，善食而瘦、自汗大便硬、小便数。叔和云：口干饮水、多食亦饥，虚瘴成消中者，调胃承气、三黄丸治之。下消者，烦躁引饮、耳轮焦干、小便如膏。叔和云：焦烦水易亏，此肾消也，六味地黄丸治之。"

刘纯承刘河间治消渴大法，认为世人不以滋润之剂养阴以制燥、滋水而充液，是不知其本意。若误为"上实热而多烦渴""下虚冷而小便利"，以热药养肾水、胜心火，是未明阴阳虚实之道。故治疗主张养阴制燥、滋水充液，反对以热药养肾。其师李东垣、朱丹溪之治，在《杂病治例·消渴》列治消渴六法，养肺降火用人参白虎汤、《东垣》兰香饮子、麦门冬饮子；滋阴用八味丸、《丹溪》补阴丸；清镇用朱砂黄连丸、《三因》珍珠丸；生津补气血用《东垣》生津甘露饮子；下用调胃承气汤；润燥用黄连末、天花粉末、生地汁、生藕汁，和人牛乳，佐以姜汁、蜜，或单用浮萍汁。

（1）治热之剂

《局方》清心莲子饮：治发热口干，小便白浊，夜则安静，昼则发热。黄芩、麦门冬、地骨皮、车前子、甘草各三钱半，莲肉、茯苓、黄芪、柴胡、人参各二钱半。上㕮咀，水煎。按：此足少阳、少阴，手、足太阴药也。

调胃承气汤：治消中热在胃而能饮食，小便赤黄。大黄一两，甘草二钱半，芒硝四钱半。上㕮咀，水煎。按：此足阳明经药也。

三因珍珠丸：治心虚烦闷，积热烦渴，口干舌燥，引饮无度，小便或利或不利。知母一两一分，黄连、苦参、铁粉、牡蛎各一两，朱砂二两，麦门冬、天花粉各半两，金箔、银箔各二百片。上为末，炼蜜入生瓜蒌汁少许，丸如梧子大。用金、银箔为衣。每二三十丸，先用瓜蒌根汁下一服，次用麦门冬熟水下，病退，日二服。

刘纯以脏腑经络定位方药主治，认为此乃心、胃经药。指出以上三方有轻重之殊，宜选择使用。

（2）治燥之剂

《东垣》当归润澡汤：治消渴，舌上白干，唇干口干燥，眼涩黑处见浮云，大便闭涩，干燥结硬，喜温饮，阴头短缩。升麻一钱半，柴胡七分，甘草六分半（一半生），细辛一分，黄柏、知母、石膏、桃仁、麻仁、防风、荆芥穗、当归身各一钱，杏仁六个，红花少许，生地黄三分，小椒三个。上咬咀，作一服，水煎。

清凉饮子：治消中能食而瘦，口干舌干，自汗，大便结燥，小便频数。羌活、柴胡、炙甘草、知母（酒制）、黄芪、黄芩（酒制）各一钱，生甘草、汉防己、生地黄（酒制）各半钱，防风五分，当归身六分，红花少许，桃仁五个，杏仁十个，升麻四分，石膏、黄柏、草龙胆（制）各一钱半。上咬咀，作一服水煎，入酒些小。此方减黄芪、黄芩、防风、草龙胆，加麻黄根三分，黄连八分，名地黄引子。刘纯依脏腑经络定位方药，认为以上为脾、心、肝、肾药。

（3）治气之剂

《局方》人参白虎汤：治高消，上焦燥渴，不欲多食。石膏四钱，知母一钱半，甘草一钱，人参半钱。上咬咀，入粳米一合煎。按：此足阳明、少阴，手太阴药也。

《东垣》兰香饮子：治渴饮水极甚，善食而瘦，自汗，大便结燥，小便频数。石膏三钱，知母（酒制）一钱，生甘草、防风各一钱，炙甘草、人参、兰香、白豆蔻仁、连翘、桔梗、麻各五分，半夏二分。上为细末，汤浸蒸饼，和匀成剂，捻作薄片子，日中晒半干，碎如粉。每服二钱，食后，淡生姜汤下。

刘纯认为，以上二方主上、中二消之剂，为归肺、胃经药。

（4）滋阴之剂

《丹溪》补阴丸：降阴火补肾水。黄柏半斤（盐酒炒），知母（酒浸炒）、熟地黄各三两，败龟甲四两（酒浸）、炙白芍（炒）、陈皮、牛膝各二两，锁阳、当归各一两半，虎骨一两（酒浸，酥炙）。上为末，酒煮，羊肉丸如桐子大。每五六十丸，盐汤下，冬加干姜半两。

《简易》地黄饮子：治消渴咽干，面赤烦躁。人参、生地黄、熟地黄、黄芪、天门冬、麦门冬（去心）、泽泻、石斛、枇杷叶（去毛，炒）、枳壳（炒）、甘草（炒）各等分。上㕮咀，每三钱，水煎服。

朱砂黄连丸：治心虚蕴热，或因饮酒过多，发为消渴。朱砂一两，宣连三两，生地黄二两。上为末，炼蜜丸如梧子大。每服四五十丸，灯心枣汤送下。刘纯归此为心、脾药，治上消之剂。

（5）清气滋阴之剂

《局方》黄芪六一汤：治男女诸虚不足，胸中烦悸，时常消渴。或先渴而后发疮，或病诸疮而后渴者并宜服。黄芪六钱，甘草一钱。上㕮咀，水煎服。

《东垣》生津甘露饮子：治高消大渴，饮水无度，舌上赤涩，上下齿皆麻，舌根强硬肿痛，食不下，腹时胀痛，浑身色黄，目白睛黄，甚则四肢痿弱无力，面尘脱色，胁下急痛，善嚏善怒，健忘，臀腰背寒，两丸冷甚。石膏一钱二分，人参、炙甘草各二钱，黄柏（酒拌）、杏仁各一钱半，生甘草、山栀、荜澄茄各一钱，白葵半钱，白豆蔻、白芷、连翘、姜黄各一钱，麦门冬、兰香、当归身各半钱，桔梗三钱，升麻、知母（酒制）各二钱，黄连、木香、柴胡各二分，藿香二分，全蝎两个。上为细末，汤浸蒸饼和匀，摊薄晒干杵细，食后，每二钱抄于掌中，以舌舐之，随津唾下，或送以白汤少许。刘纯指出，此乃肺、胃、心、肾药。引东垣曰："此制之缓也，不惟不成中满，亦不传下消矣。"认为三消皆可用。

《宣明》麦门冬饮子：治膈消，胸满烦心，津液干少，短气，多为消渴。知母、甘草（炒）、瓜蒌、五味子、人参、葛根、生地黄、茯神、麦门冬（去心），各等分。上㕮咀，每五钱入竹叶十四片煎。

刘纯认为，消渴主要与手足阳明经有关，乃津液不足，结而不润，皆燥热为病。因数食甘美而多肥，其病机为阳实阴虚而上下俱热，实为燥热胜阴。承刘河间三焦受病之论，补陈无择辨消中分热中、消中、强中三证之异，消渴三焦分类方法一直沿用至今。治疗主张养阴制燥、滋水充液，反对以热药养肾，亦反映了其私淑丹溪衣钵。

（四）小蓟饮子治淋证

淋之名称，始见于《内经》。《素问·六元正纪大论》称为"淋閟"。《玉机微义·淋閟门》首列淋閟脉证，其曰："《脉经》曰：少阴脉数，妇人则阴中生疮，男子则气淋。热结下焦，则令人淋閟不通。淋之为病，小便数如粟状，小腹弦急，痛引脐中。"引《素问玄机原病式》卷一曰："淋，小便涩痛也。热客膀胱，郁结不能渗泄故也。或曰：小便涩而不通者为热，遗尿不禁者为寒。岂知热甚，客于肾部，干于足厥阴之经，廷孔郁结极甚，而气血不能宣通，则痿痹而神无所用，故液渗入膀胱，而旋溺遗失，不能收禁也。经云：目得血而能视，脏得血而能液，腑得血而能气。夫血随气运，气血宣行，则其中神自清利，而应机能为用矣。"

1. 病因病机

刘纯论淋閟分三因，引陈无择《三因极一病证方论》卷十二曰："淋，古谓之癃，名称不同也。癃者，罢也。淋者，滴也。古方皆云心肾气郁，致小肠膀胱不利。复有冷淋、湿淋、热淋等，属外所因；既言心肾气郁，与夫惊思恐忧，即内所因；况饮啖冷热，房室劳役，及乘急忍溺，多致此病，岂非不内外因也。大率有五：曰冷，曰热，曰膏，曰血，曰石，五种不同，皆以气为本。"

引严用和《济生方·小便门》曰："五淋，气、石、血、膏、劳是也。气淋为病，小便涩，常有余沥。石淋，茎中痛，尿不得卒出。膏淋，尿似膏出。劳淋，劳倦即发，痛引气冲。血淋，遇热即发，甚则溺血。候其鼻头色黄者，小便难也。大抵此证多由心肾不交，积蕴热毒，或酒后房劳，服食热燥，七情郁结所致。癃闭、淋闭为病，皆一类也。"

刘纯认为陈无择所论"冷、热、膏、血、石"五淋，与严用和的"气、石、血、膏、劳"五淋，名各不同，故两存之，为淋证总病机。并专释石淋之义，世俗又名沙石淋。张子和曰："世人多为服金石燥热之剂得之。"刘纯质疑张子和之说，认为常见农家有此病证，难道是服金石之人？大抵是膀胱蓄热而成此疾。以取类比象说明，如汤瓶久在火中煮，瓶底白碱而不能去。沙石淋之证，与此同理，其论最为得当。正如《素问·玉机真脏论》曰："少腹热，溲出白液，亦甚似之也。"

2. 淋证辨证

（1）辨寒热

①淋证主热

刘纯专列论淋证主热，引《素问玄机原病式》卷一曰："淋，小便涩痛也。热客膀胱，郁结不能渗泄故也。"又有《灵枢·五常政大论》曰："肾主二阴。然水衰虚而怫热客其部分，二阴郁结，则痿痹而神无所用，故溲便遗失，而不能禁止，然则热证明矣。"复用榆皮、黄芩、瞿麦、茯苓、通草、鸡苏、郁李仁、栀子之类寒药治之而已，并指出此只是论热因处治。《卫生宝鉴·胞痹门》亦曰："小便不利，其治三，不可概论。"有津液偏渗于肠胃，大便泄泻而小便涩少者，宜分利而已；有热传下焦，津液则热，热而不行者，必渗泄则愈；有脾胃气涩，不能通调水道，下输膀胱而化者，故可顺气，令施化而出。可见淋证病因非止于热因，何况还有标本不同。刘纯指出："以气为本者，气行而水自化也，亦气血之谓。"

案例

丹溪云：郑宪使子，年十六，生七个月后得淋病，五七日必一作，其发则大痛，水道下如漆和粟者一盏方定。脉之，轻则涩，重则弦。视其形瘦而长，色青如苍，意其必因其父服下部药，遗热在胎，留于子之命门而然。遂以紫雪和黄柏末，丸梧子大。晒及干，热汤下百丸，半日又下二百丸，食物压之，又半日痛大作，连腰腹，水道乃行，下漆和粟者碗许，痛减十之八。后张子中与陈皮一两，桔梗、木通各半两，又下一合许而安。

按语：父得燥热，尚能病子，况母得之者乎。书此以证东垣红丝疮瘤之事。云云，见妇人门。

②淋涩主寒

引《卫生宝鉴·胞痹门》曰："胞痹者，小腹膀胱，按之内痛，若沃以汤，涩于小便，上为清涕。夫膀胱为州都之官，津液藏焉，气化则能出焉。今风寒湿邪，客于胞中，则气不能化出，故胞满而水道不通。其证少腹膀胱，按之嫩痛，若沃以汤，涩于小便，以足太阳经，其直行者，上交额上，入络脑，气下灌于鼻窍，则为清涕也。"

刘纯指出，由此可知淋闷有寒热之殊，大抵人之所禀虚实受病不同，宜参脉理分治。故卷首即列淋闷脉证以资鉴别。

（2）辨标本

刘纯列论小便不利气病血病之异，以关格阐释标本之性。关则不得小便，格则吐逆；关者甚热之气，格者甚寒之气。二者之病，一居上焦，在气分而必渴，一居下焦，在血分而不渴，血中有湿，故不渴也。二者之殊，至易分别。

案例

长安王善夫，病小便不通，渐成中满，腹大坚硬如石，壅塞之极，腿脚坚，胀裂，裂出黄水，双睛凸出，昼夜不得眠，饮食不下，痛苦不可名状。伊戚赵谦甫，诣予求治。视归，从夜至旦，耿耿不寐，究记《素问》有云：无阴则阳无以生，无阳则阴无以化。

又云：膀胱者，州都之官，津液藏焉，气化则能出矣。此病小便癃闭，闭是无阴而阳气不化也。凡利小便之药，皆淡味渗泄，为阳，止是气药，阳中之阴，非北方寒水，阴中之阴所化者也。此乃奉养太过，膏粱积热，损北方之阴，肾水不足。膀胱，肾之室，久而干涸，小便不化，火又逆上，而为呕哕，非膈上所生也，独为关，非格病也。洁古云：热在下焦，填塞不便，是治关格之法。今病者内关外格之病悉俱，死在旦夕，但治下焦可愈。随处以禀北方寒水所化，大苦寒之味者黄柏、知母、桂为引用，丸如桐子大，沸汤下二百丸。少时来报，服药须臾，如刀刺前阴，火烧之痛，溺如瀑泉涌出，卧具皆湿，床下成流，顾盼之间，肿胀消散。予惊喜曰：大哉！圣人之言。岂可不遍览而执一者也。其证小便闭塞而不渴，时见躁者是也。凡诸病居下焦，皆不渴也。二者之病，一居上焦，在气分而必渴，一居下焦，在血分而不渴，血中有湿，故不渴也。二者之殊，至易分别耳。

按语：试问肝主小便淋溲，今治法主肾，何也？然大凡病便数者，多因肾虚气虚而然。淋闷者，有标本之分。气热郁结，则膀胱津溢，主约不利，为本病；小腹痛，不得便，下焦气脉实而不利，是客约不行，为标病。伤寒变极者，遗溲直视，是少阴肾先绝也。故此三经，干于下部为病，非独肝也。或脾肺之气，不能通调水道，下输膀胱，清气不降，皆能为癃闭。肾气虚而浊气不升，虚热干于厥阴之络，阴廷痿痹而神无所用，乃旋溺频数。数人老年来多有此患。肾虚极则水涸火炽，真气散而死也。或曰：若久寡居之人，病便数者，岂肾气虚不为约乎？然是金为火烁，土为水濡，腑脏兼体相资之道失，湿热甚而经脉纵缓，亦成斯疾也。观先哲用肾气丸等，以收精气之虚脱，为养肺滋肾、伐火导水，使机关利而脾土健实之意是焉。若全指为虚寒处治者，是则一概论也。

由是知淋证有气血之异、标本之分，与脾、肺、肝、肾有关，不能一概而论。

（3）辨虚实

刘纯论小便不禁或癃为下焦虚实不同，引《素问·气厥论》曰："胞移热于膀胱，则癃、溺血。膀胱不利为癃，不约为遗溺。"注曰：膀胱为津液之腑，水注由之，然足三焦脉实，约下焦而不通，则不得小便。足三焦脉虚，不约下焦，则遗溺。《灵枢·本输》曰："足三焦者，太阳之别也，并太阳之正，入络膀胱，约下焦。实则闭癃，虚则遗溺。"

刘纯认为下焦实，约而不通，则为癃；下焦虚，不约而漏，则为遗。进一步指出遗溺为经虚本病，然亦有误服凉剂太过而致者。举李东垣有立夏前误用白虎汤过多，致遗溺者，宜温药升阳以解之。故用药者，当辨虚实，审诛罚无过之戒。

案例

一男子病小便不通，医用利药而加剧。丹溪先生曰：此积痰病也。积痰在肺，肺为上焦，膀胱为下焦，上焦闭则下焦塞。譬如滴水之器，必上窍通而后下窍之水出。乃以法大吐之，吐已，病如失。

按语：然此可见，癃淋又不独主于经病也。

3. 淋证治疗

刘纯引李东垣《兰室秘藏·卷下·小便淋闭论》曰："小便者，是足太阳膀胱所主，长生于申，申者，西方金也，故金能生水。金者，肺也，肺中伏热，水不能生，是绝小便之源也。人辅相天地，膀胱之源。自头项下至于足，故曰阳中之阴。如渴而小便不通者，不得降。故圣人立法，皆用清燥金之正化气薄之药。茯苓、猪苓、泽泻、琥珀、灯心、通草、车前子、瞿麦、萹竹之类，皆为淡渗之药，能泻肺火而清肺金，滋水之化源也。若热在下焦，是绝其流而溺不泄也，须用气味俱厚、阴中之阴药治之。"

引《丹溪心法·小便不通》曰："淋证多主于气虚，亦有死血作淋者。小便不通，实热者，当利之。因气者，宜吐之，以提其气，气升则水自下，盖气承载其水也。痰多者，用二陈汤，先服后吐。痰气闭塞者，二陈加木通、香附，探吐。"

刘纯宗李东垣"泻火清肺，滋水化源"，取朱丹溪"气血痰热"之治，提出淋证"以气为本者，气行而水自化也，亦气血之谓"。治疗时所用方剂归纳为治淋涩之剂、治癃闭之剂、治胞痹之剂、治淋沥不禁之剂等，按气分药、血分药、气中血药、治寒之剂、助阴药、助阳药、固阳药、滋阴固真之剂，灵活加减运用，其中所载小蓟饮子最早见于《玉机微义》。

（1）治淋涩之剂

①气中血药

《金匮》肾气丸：治肾虚，小便淋涩，及妇人子淋。

《钱氏》导赤散：治心经蕴热，小便赤涩，或成淋痛。

《局方》五淋散：治膀胱有热，水道不通，淋涩不出，或尿如豆汁，或成沙石，或如膏，或热怫便血。药用赤茯苓六钱，赤芍、山栀子各二钱，当归、甘草各五钱。上咬咀，每半两，入灯心，水煎。

《本事》火府丹：治小便赤少，及五淋涩痛。药用木通、黄芩各一两，生地黄二两。上为末，炼蜜丸，如梧子大。每五十丸，木通汤下。

《济生》小蓟饮子：治下焦结热，尿血成淋。药用生地黄、小蓟根、通草、滑石、山栀仁、蒲黄（炒）、淡竹叶、当归、藕节、甘草，上等分，为咬咀，每半两，水煎，空心服。

琥珀散：治五淋涩痛，小便脓血。药用琥珀、海金沙、没药、蒲黄（各研），上各一两，和匀，每三钱，食前，煎萱草根汤调下，日二服。

《局方》八正散：治小便热淋，涩痛。

清心慈子饮：治小便浊或涩。

立效散：治下焦热结，小便黄赤，淋闷疼痛，或有血出。药用瞿麦穗一两，甘草三分，山栀（炒，去皮）半两。上末，每五钱，入葱白、灯心，姜煎。食前，时时服。

《济生》地肤子散：治诸病后，体虚触热，热结下焦，遂成淋病，小便赤涩，数起少出。药用猪苓、地肤子、知母、黄芩、海藻、通草、瞿麦、枳实（炒）、升麻、葵子。上咬咀，每半两，水煎，入姜。

②气分药

海金沙散：治小便淋沥，及下焦湿热，气不施化，或五种淋疾，癃闭不通。药用海金沙（研）、木通、瞿麦穗、滑石、通草各半两，杏仁（去皮尖）一两，上末，每五钱，水煎，入灯心二十根。

《宝鉴》茯苓琥珀汤：治小便数而欠，淋涩，脉沉缓，时时带数。五苓散加琥珀半两、滑石七分、甘草三分，上细末，每五钱，长流水煎服，食前。

《局方》石带散：治膀胱有热，水道不通，淋沥不出，脐腹急痛，蓄作有时，劳倦即发，或尿如豆汁，或出砂石。药用芍药、白术、滑石、葵子、当归、瞿麦各三钱，石韦、木通各二钱，甘草、王不留行各一钱，上为末，每二钱，空心，小麦汤调下。

③治寒之剂

《三因》生附散：治淋而脉沉微，小便秘涩，数起不通，窍中痛。附子、滑石各半两，瞿麦、木通、半夏各一两半。上为末，每二钱，入姜三片，灯心二十茎，蜜半匙，水煎，食前服。

（2）治癃闭之剂

①血分药

《东垣》滋肾丸：治下焦阴虚，脚膝无力，阴汗阴痿，足热履地，不渴而小便闭。药用黄柏（酒洗，焙）、知母（酒洗，焙）各一两，肉桂二钱，上为末，水丸，如桐子大。每服百丸，加至二百丸，煎百沸汤送下。

白花散：治小便不通，膀胱蕴热。药用朴硝，上末，每二钱，煎茴香汤调下，食前。

②气分药

清肺散：治渴而小便闷，或黄，或涩。药用五苓散加琥珀半钱，灯心一分，木通七分，通草一分，车前子（炒）一分，瞿麦半钱，篇蓄七分，上为细末，每五钱，水煎。食前服，作汤亦可。

红秋散：治小便不通，止喘。药用红秋黍根二两，篇蓄一两半，灯草一百根（三寸长），上㕮咀，每五钱，长流水煎服。

③助阴药

黄芩清肺饮：治肺燥而小便不通。药用黄芩一钱，栀子三个（打破），上㕮咀，长流水煎服。不利，加盐豉二十粒。

滋阴化气汤：治因服热药过多，小便不利，诸药不效，或脐下闷痛难忍。药用黄连、黄柏（各炒）、甘草（炙），等分，上㕮咀，每五钱，水煎，食前服。如不通，加知母。

（3）治胞痹之剂

《千金方》茯苓丸：治胞痹，小便内痛。药用赤茯苓、防风、细辛、白术、附子（炮）、泽泻、官桂各半两，天花粉、紫菀、牛膝（酒浸）、黄芪、芍药、甘草（炙）各三分，生地黄、山茱萸、山药、独活、半夏各一分，上末，蜜丸，梧子大。每十丸，温酒送下，食前。

巴戟丸：治胞痹，脐腹痛，小便不利。药用巴戟（去心）一两半，桑螵蛸（麸炒）、黑远志（去心）、山芋、生地黄、附子（炮）、续断、肉苁蓉（酒浸）各一两，杜仲（炒）、石斛、鹿茸（酥炙）、龙骨、菟丝子（酒浸）、五味子、山茱萸、桂各二分，上十六味，细末，蜜丸梧子大。每三十丸，空心，酒下。

肾沥汤：治胞痹，小腹急，小便不利。药用麦门冬、木通、桔梗、桑白皮、杜仲（炒）、犀角屑、五加皮各一两，赤芍五分，上㕮咀，每五钱，水煎，加羊肾一个，竹沥少许。

《宣明》肾著汤：治胞痹证，小腹膀胱，按之内痛，若沃以汤，涩于小便，上为清涕不止者。药用赤茯苓、白术各四两，甘草（炙）三两，干姜（炮）二两，上为末，每五钱，水煎，温服日三。刘纯认为此四方，当分寒热之异选用。

（4）治淋沥不禁之剂

①助阳之剂

《局方》二气丹：治内虚里寒，膀胱积冷，阳渐微，小便不禁。药用硫黄（研）、肉桂各一分，干姜（炮）、朱砂（研为衣）各二钱，附子一枚（大者，炮去皮脐，为末）半两，上为末，糊丸，如梧子大。每五十丸，盐汤下，食前。

姜附赤石脂朱砂丹：治小便数而不禁，怔忪多忘，魇梦不已。药用附子（生）、干姜各半两，赤石脂一两半（水飞），朱砂一两（研），上为细末，酒糊为丸，如绿豆大。每十五至二三十丸。大便有病，米饮下，小便不禁，茯苓汤下。

②固阳之剂

《御药院方》秘元丹：治内虚里寒，自汗时出，小便不禁。药用白龙骨三两，诃子十个，砂仁一两，灵砂二两，上为末，煮糯米粥，丸如梧子大。每五十丸，空心，盐酒下。

③助阳滋阴之剂

《济生》菟丝子丸：治小便多，或致失禁。药用菟丝子二两，牡蛎（煅），附子（炮）、五味子、鹿茸（酒炙）各一两，苁蓉（酒浸）二两，鸡肶胵（炙干）、桑螵蛸（酒炙）各半两，上为末，酒糊丸如梧子大。每七十丸，空心，盐汤温酒任下。

《三因》家韭子丸：治下元虚冷，小便不禁，或成白浊。药用家韭子六两（炒），鹿茸四两（酥炙），苁蓉（酒浸）、牛膝、熟地黄、当归各二两，巴戟（去心）、菟丝子（酒浸）各一两半，杜仲、石斛、桂心、干姜（炮）各一两，上为末，酒糊丸如梧子大。每百丸，空心，汤酒任下。

④滋阴固真之剂

茯苓丸：治心肾俱虚，神志不守，小便淋沥不禁。药用赤茯苓、白茯苓等分，上为末，以新汲水洗，澄去新沫，控干，别取熟地黄汁，与好酒同于银石器内，熬成膏，搜如丸，如弹子大。空心，盐酒嚼下一丸。

（5）杂方

澹寮桑螵蛸散：治小便频数，或如稠米泔色。药用桑螵蛸（盐水炙）、远志、菖蒲（盐炙）、龙骨、人参、茯神、当归、鳖甲（醋炙），各等分，上为末，每二钱，临卧，人参汤调服。

五子丸：治小便频数，时有白浊。药用菟丝子（酒蒸）、家韭子（炒）、益智仁、茴香（炒）、蛇床子（去皮，炒），等分，上为末，酒糊丸如桐子大。每七十丸，米饮盐汤任下。

（6）灸方

灸小便淋涩法：炒盐，不以多少，热填满病人脐中，是神阙穴也，却用大艾炷灸七壮，良验。或灸三阴交穴。

一法：小水闷涩，以猪胆连汁，笼住小便，少时汁入自出。妇人用药末贮袋子，安放阴户中必通。

此外，治小便不通，诸药无效，或转胞至死。外用通气法，小便自出。此法用猪尿胞一个，底头出个小窍儿，着翎筒通过，放在窍内，根底细线系定翎筒口子，细杖子堵定，上用黄蜡封尿胞口头，吹满气七分，系定了，再用手捻定翎筒根头，放了黄蜡堵塞，其翎筒放在小便头，放开翎筒根头，手其气透里，自然小便即出，大有神效。

刘纯论淋证，据前人分三因、五淋，从寒热、标本、虚实辨证，论淋证主热、淋涩主寒。知淋证有气血之异、标本之分，与脾、肺、肝、肾有关，不能一概而论。认为小便不禁或癃为下焦虚实不同，下焦实，约而不通，则为癃；下焦虚，不约而漏，则为遗。提出淋证"以气为本者，气行而水自化也，亦气血之谓"。治疗所用方剂归纳为治淋涩、治癃闭、治胞痹、治淋沥不禁之剂等，按气血阴阳寒热之性，灵活加减运用。所用小蓟饮子最早见于《玉机微义》。

（五）内服外用治齿痛

《玉机微义·牙齿门·论牙齿诸痛所因》引李东垣曰："夫齿者肾之标，口者脾之窍，诸经多有会于口者，其牙齿是也。"《杂病治例·牙痛》曰："或出血属热，胃口有热。有风寒、湿热虫蛀。"

1. 病因病机

陈无择《三因极一病证方论》卷十六曰："齿为关门，肾之荣，骨之余也。肾衰则齿豁，精固则齿坚。又大肠支脉在牙龈，主灌注于牙，大肠壅则齿为之浮，大肠虚则齿露，夹风则攻目头面，疳䘌则龋脱为痔，皆气郁而生，诸证不同治之。"

刘纯分析以上陈无择所言，推测其只言经病，而不言其三因，可能是在刊刻的时候出现脱简所致。所以，他继而补充齿痛三因的内容："头面外冒风寒，或口吸寒冷，致牙痛者，皆外因也。实热，或阴虚火动，骨蒸所致，气郁、血热、虫蟨，皆内因也。硬物所支、打击等致，皆不内外所因也。故诸证不同治之"（《玉机微义·牙齿门》）。

2. 齿痛辨证

刘纯引李东垣《兰室秘藏·卷中·口齿咽喉门》曰："手足阳明之所过，上龈隶于坤土，乃足阳明胃之脉贯络也，止而不动；下龈嚼物，动而不休，手阳明大肠之脉所贯络也。手阳明恶寒饮而喜热，足阳明喜寒饮而恶热，所以其病不一。牙者，肾之标，亦喜寒，寒者坚牢，为病不同。热甚则齿动，龈袒脱，作痛不已，故所治疗不同也。"辨有寒热作痛者，有恶热而作痛者，有恶寒又恶热而作痛者，有恶寒饮少、热饮多而作痛者，有恶热饮少、寒饮多而作痛者，有牙齿动摇而作痛者，有齿袒而为痛者，有齿龈为疳所蚀缺少血出为痛者，有齿眼肿起为痛者，有脾胃中有风邪，但觉风而作痛者；又有牙上多为虫所蚀，其齿缺少而色变，为虫牙痛者；有胃中气少，不能于寒，袒露其齿作痛者；有牙齿疼痛而秽臭之气不可近者。痛既不一，不可一药而尽之。

刘纯《玉机微义·牙齿门·论牙齿诸痛所因》曰："齿恶寒热等作痛，本手足阳明。动摇龈脱，本足少阴。故此三经所主为多。然齿袒虫疳，湿热龈肿，血出作痛，痛而秽臭者，皆胃热火盛所致。亦有诸经错杂之邪，与夫外因者。"以上病机论述甚详，故学者宜究其病机而处以治疗。刘纯通过分析李东垣治齿痛病案，总结齿痛的病因为风寒湿热所致。

案例

刘经历之内，年三十余，病齿痛不可忍，须骑马外行，口吸凉风则痛止，至家则其痛复作。家人以为祟神，祷于巫师而不能愈。

该病乃湿热为邪，足阳明多血多气，加以膏粱之味，助其湿热，故为此病。因立一方，不须骑马，常令风寒之气生于齿间。

处方：以黄连、胡桐泪之苦寒，新薄荷叶、荆芥穗之辛凉，四味相合，而作风寒之气，治其湿热为主。以新升麻之苦平，行阳明经为使。牙齿，骨之余，以羊胫骨灰补之为佐。麝香少许，入肉为引用，为细末擦之，痛乃减半。又以调胃承气汤，去硝加黄连，以治其本，服之下三两行，其痛良愈，遂不复作。

按语： 此案实热为病，合薄荷叶、荆芥穗辛凉风剂，因风能胜湿，黄连、胡桐泪之苦以泄热。当今一般有以大戟、芫花、小麦、椒、细辛、苍耳熬汤热漱，而牙痛立止者，正同此例。大抵人之牙齿致病实多，内则气郁、血热、骨蒸等因，外则嘴炙热，受寒冰，咸酸辛辣之味适口，沾染牙齿。取类比象，知以醋沃石，则石为苏，何况人之骨余者？然虽经络之喜寒热气各不同，所受病异者，不是全在标。

3. 齿痛治疗

《杂病治例·牙痛》列治牙痛内服外用14法，包括疏风、行湿、清热等法，其中不乏私家秘方。如疏风用川芎、石膏、升麻、细辛、草乌、白芷、防风、羌活擦之，或单用鹤虱。一方用升麻、石膏、细辛、藁本、檀香、麝香、皂角。行湿用细辛、芫花、苍耳叶、大戟、小麦、川椒煎水漱之。清热用石膏、升麻、地骨皮、羊胫骨灰。解错杂之邪用东垣当归龙胆散。治寒热，用元戎梧桐泪散。下用神功丸、凉膈散、调胃承气汤为末，蜜丸服之。行血用牙疳蚀臭出血，当作阳明畜血治之，桃仁承气汤蜜丸服之。东垣清胃散。有服牛尿，漱而得血者，立愈。散寒用草豆蔻、白芷、细辛、草乌、丁香、蝎梢。取用皂角树上蛾子，或白马蛆，或用草乌、川椒、细辛。益肾因肾虚者，骨热而苏苏然痛者，滋肾丸。灸颊车、听会、曲池。熏用韭子。治虫用天仙子烧烟，用竹筒抵牙，引烟熏之，其虫即死。针合谷、内庭、浮白、阳谷、三间。擦药用元戎问玉散方：醋榴皮、诃子各二两，升麻、何首乌、绿矾、青盐、百药煎五倍子、没石子各两半，麝一钱，白茯苓一两，细辛、石胆矾各半两，荷叶灰、白檀、芍、芷、甘粉、茯苓香、茴香、藿香、猪牙皂角灰、木鳖子各二钱，青黛一钱半，共为末。

刘纯宗陈无择之论将齿痛分三因，源于手足阳明、足少阴三经所主；认为齿痛为风寒湿热所致，治法包括疏风、行湿、清热、行血、散寒等内服外用14法，颇为实用。

（六）四物汤加减治妇人病

《玉机微义·卷四十九·妇人门》专设论经闭不行、论经血不调、论经漏不止、论赤白带下、论胎产诸证等，刘纯宗《内经》《金匮要略》之旨，发《妇人大全良方》《病机机要》之论，对经闭、月经不调、崩漏、带下、胎产等妇人病的病因病机进行阐释，并于其后专列调经之剂、理气之剂、通经之剂、治崩漏之剂、治带下之剂、安胎之剂、产后杂方等方药。其重用四物汤加减调经，倡补中益气行血，善养血清热安胎、泻实责虚治带下。

1. 病因病机

（1）脉不通，劳伤气血

刘纯《玉机微义》论经闭不行引李东垣《兰室秘藏·卷中·妇人门》曰："妇人脾胃久虚，或形羸，气血俱衰，而致经水断绝不行。"又引《金匮要略·妇人杂病脉证并治》曰："妇人之病，因虚积冷，结气为证，经水断绝，至有历年，血寒积结，胞门寒伤，经络凝坚。"

刘纯分析认为，妇人月水不通，由劳伤血气，致令体虚，受风寒邪气，客于胞内，损冲任之脉，并手太阳、少阳二经，致胞络内血绝不通。

（2）经血不调，多为热甚

《玉机微义·妇人门·论经血不调或紫或黑》引朱丹溪《格致余论·经水或紫或黑论》曰："经水者，阴血也。阴必从阳，故其色红，禀火色也。血为气之配，气热则热，气寒则寒，气升则升，气降则降，气凝则凝，气滞则滞，气清则清，气浊则浊，上应于月，其行有常，名之曰经。"据陈自明《妇人大全良方》论月水之病病源，认为"风冷乘之"，已相习而约成俗定，且从经水颜色解释："黑者北方水之色也，紫者黑之渐也，非冷而何？"亦显合理。而刘纯却认为："经云：亢则害，承乃制。热甚者，必兼水化，所以热则紫，甚则黑。况妇人性执而鄙，嗜欲加倍，脏腑厥阳之火，无日不起，非热而何？如属风冷，必须外得，此亦少见。"说明经血不调，多为热甚。

（3）血病经闭，七情所动

刘纯认为，如果以上病机，皆略之不议，那么血病经闭，亦有不因寒热，或痰饮、积聚、疝瘕所致，如七情所动，其为气病血从。因妇人生理心理特质，五志之火，无日不起；况且阴道常虚，不足者实多。如《玉机微义·血证门·血属阴难成易亏论》云："诸经有云，阳道实，阴道虚，阳道常饶，阴道常乏，阳常有余，阴常不足。以人之生也，年至十四经行，至四十九而经断，可见阴血之难成易亏如此。"

《兰室秘藏·卷中·妇人门》曰："因劳心，心火上行，月事不来。"刘纯"论胎产诸证"补充："或形志苦乐不一，七情所动，气动血病，胎气即损。"可知月事不来与心火、气血有关，治宜安心、补血、泻火，其经自行。故《素问·评热病论》曰："月事不来者，胞脉闭也。胞脉者，属心而络于胞中，令气上迫肺，心气不得下，故月事不来也。"

（4）经漏不止，因热因虚

《玉机微义·妇人门·论经漏不止》引《素问·阴阳别论》云："阴虚阳搏谓之崩。"引东垣《兰室秘藏》曰："妇人脾胃虚损，致命门脉沉细而数疾，或沉弦而洪大有力，寸关脉亦然。皆由脾胃有亏，下陷于肾，与相火相合，湿热下迫，经漏不止，其色紫黑，如夏月腐肉之臭。"说明阴虚及脾胃虚损，相火随起，可致经漏不止。又或"人故贵脱势，人事疏少，或先富后贫，心气不足，其火大炽，旺于血脉之中，又致脾胃饮食失节，火乘其中，形质肌肉、容颜似不病者，此心病者，不行于诊"，即七情内伤，君火炽盛，而现经水不时而下，或适来适断，暴下不止。后引《妇人大全良方》论曰："妇人崩中，由脏腑伤损，冲任气血俱虚故也。冲任为经络之海，血气之行，外循经络，内荣脏腑。若无伤损，则阴阳和平，而气血调适。若劳动过多，致脏腑俱伤，而冲任之气虚，不能约制其经血，故忽然暴下。或由阴阳相搏，为热所乘，攻伤冲任，血得热则流散，甚者至于昏闷。其脉数疾小为顺，大甚者逆。"

（5）赤白带下，阴虚阳竭

《玉机微义·妇人门·论赤白带下》曰："白物如涕之状，故言带者亦病形也，经云带脉为病而得名，而白者属气，赤属血。"刘纯认为此证多有本于阴虚阳竭，荣气不升，经脉凝泣，卫气下降，精气累滞于下焦，蕴积而成其病；或醉饱房劳，服食燥剂所致。引《脉诀》曰："崩中日久为白带，漏下多时骨木枯。言崩中者，始病血崩，久则血少，复亡其阳，故白滑之物下流不止。"可见，带下病未得全拘于带脉，久崩久漏亦可成。详析病因亦有"湿痰流注于下焦，或肾肝阴淫之湿胜，或因惊恐，而木乘土位，浊液下流，或思慕为筋痿，《内经》所谓二阳之证发心脾是也。或余经湿热屈滞于少腹、小腹之下，而病本殊。则皆为气血虚损，荣卫之精气系滞而成，其病标一也。"并指出前人立论，详尽病机，而治法未确定。

刘纯总括妇人病致病之因，本于脏腑伤损，合前东垣所论，极言因热因虚，或悲哀七情等所致，如此，病机大概涵括其中了。

2. 妇人病辨证

（1）辨脉

《玉机微义·妇人门·脉法》引《脉经》曰："尺脉滑，血气实，妇人经脉不利。少阴脉弱而微，微则血少。少阴脉滑而数者，阴中则生疮。寸口脉浮而弱，浮则为虚，弱则无血。脉来至状如琴弦，若少腹痛，主月水不利，孔窍生疮。肝脉沉，主月水不利，腰腹痛。尺脉来而断绝者，月水不利。寸关调如故，而尺脉绝不至者，月水不利。当患小腹引腰痛，气滞上攻胸臆也。经不通，绕脐寒疝痛，其脉沉紧，此由寒气客于血室，血凝不行结积。血为气所冲，新血与故血相搏，故痛。漏血，下赤白，脉迟者，脉小虚滑者生；急疾者，大紧实数者死。暴崩下血，寸口脉微迟，尺脉微弦，微迟为寒在上焦，但吐尔。今尺脉微弦，如此即小腹痛引腰脊痛者，必下血也。寸口弦而大，弦则为减，大则为芤，减则为寒，芤则为虚，寒虚相搏，脉则为革，妇人则半产漏下。尺脉急而弦大，风邪入少阴之经，女子漏白下赤。漏下赤白，日下血数斗，脉急疾者死，迟者生。尺寸脉虚者漏血，漏血脉浮，不可治也。"

（2）辨寒热

《玉机微义·妇人门·论经水不调或紫或黑》引朱丹溪《格致余论·经水或紫或黑论》曰："经水者，阴血也。阴必从阳，故其色红，禀火色也。血为气之配，气热则热，气寒则寒，气升则升，气降则降，气凝则凝，气滞则滞，气清则清，气浊则浊，上应于月，其行有常，名之曰经。"

刘纯引朱丹溪《格致余论·经水不调或紫或黑论》曰："经成块者，气之凝也；将行而痛者，气之滞也；来后作痛者，气血俱虚也；色淡者，亦虚也，而有水混之也；错经妄行者，气之乱也；紫者，气之热甚也；黑者，热之甚也。今人但见其紫者黑者、作痛者成块者，率指为风冷乘之，而行温热之剂，祸不旋踵矣。"刘纯指出："此论经病甚详，大抵不得率指为风冷所乘者。此由《良方》所言，世俗往往因之误之，故戒慎之也。然冷证外邪初感，入经必痛，或不痛者，久则郁而变热矣。且寒则凝，既行而黑，故非寒也。"说明经水不调或紫或黑不能以热误寒，当须辨识。

（3）辨部位

《玉机微义·妇人门·论赤白带下》引《病机机要》曰："赤者热入小肠，白者热入大肠，其本湿热冤结于脉不散，故为赤白带下也。"治先以十枣汤下之，后服苦楝丸、大玄胡散调下之。热去湿除，病自除也。此是论有余之证。

引《妇人大全良方》论曰："带下起于风气寒热之所伤。或产后早起，不避风邪，风邪之气，入于胞门；或中经脉，流传脏腑而发下血，名为带下。若伤足厥阴肝之经，其色青如泥；伤手少阴心之经，其色赤如红津；伤手太阴肺之经，其色白，形如涕；伤足太阴脾之经，则其色黄如烂瓜；伤足少阴肾之经，则色黑如衃血，此其因也。"刘纯认为："此言风气寒热之所伤。诸脏致证，似言外邪。大抵此证多有本于阴虚阳竭，荣气不升，经脉凝泣，卫气下陷，精气累滞于下焦奇经之分，蕴积而成其病。"故赤白带下当辨其所伤经络脏腑。

3. 妇人病治疗

（1）重四物汤的运用

承袭南宋妇科大家陈自明重四物汤的治疗思想，在调经之剂中选用5个含四物汤的方剂，特别是元戎加味四物汤被后世认为是桃红四物汤之异名。

《局方》四物汤：治冲任虚损，月水不调，脐腹疞痛。并用方剂归经理论，归此为手足太阴、厥阴药也。

胶艾汤：治劳伤血气，冲任虚损，月水过多，淋漓不断。认为此温经补血之药也。厥阴例。

加减四物汤：经候微少，渐渐不通，手足烦疼，渐瘦，生潮热，脉微数。本方去地黄、川芎，加泽兰叶三倍，甘草半分。经候过多，本方去熟地黄，加生地黄。经行身热、脉数、头昏，本方加柴胡、黄芩各半两。经行微少，或胀或疼，四肢疼痛，加延胡、没药、白芷，与本方等淡醋汤调下末子。经候不调，心腹疼痛，只用芎、归二味，名君臣散。

《元戎》加味四物汤：气充经脉，故月事频并，脐下多痛，本方加芍药。经欲行，脐腹绞痛，本方加玄胡、槟榔、苦楝、木香。经水过多，本方加黄芩、白术。经水涩少，本方加葵花、红花。经水适来适断，或有往来寒热，宜先服小柴胡，去寒热后，以四物汤和之。此方被后世认为是桃红四物汤之异名。

《丹溪》加味四物汤：经候过而作疼，血气俱虚也，宜本方对四君子汤服之。经候将来作痛者，血实也，本方加桃仁、黄连、香附。经水不及期，血热也，本方加黄连。过期，血少也，本方加参、术，带痰加半夏、陈皮。过期紫黑有块者，血热也，必作痛，本方加香附、黄连。过期而淡色者，痰多也，芎、归二味合二陈汤服。紫色成块者，热也，本方加黄连、柴胡。肥人不及日数而多痰者，多血虚有热，本方加香附、南星、半夏、黄连、白术。瘦人血枯经闭者，本方加桃仁、红花或越鞠丸。

刘纯指出，以上诸方，皆调理法也。大抵经病，应遵循实者破之、结者散之、虚者补之的原则。

（2）倡补中益气

补中益气汤为金元医家李东垣所创，是治疗脾胃气虚，清阳下陷，以及由气虚摄纳无力所致诸证的有效名方。历代医家不仅以本方治疗众多的内科杂病，而且用于治疗外科、妇科、儿科、五官科等的多种病证，大大拓展了本方的临床应用范围。刘纯认为，妇人经病，多有因于七情六郁致者，大抵气行不失其常，则经血亦行也。故《玉机微义·妇人门》理气之剂以本方"治妇人室女，经候不调，脉微，食少，体倦或热"。继之，孙一奎治疗妊娠小便不通，以本方加桔梗"治数女皆愈"。《济阴纲目》用治"劳役过度，饮食不节，损伤脾胃，以致阳气下陷，白带日久不止"。《沈氏经验方》用于治疗子宫脱垂。傅青主以本方加莱菔子治"产后中风，气不足，微满，误服耗气药而胀者"。薛己在其《校注妇人良方》中进一步发挥完善，以本方加减用于经、带、胎、产、杂数十种妇科病证，既补陈自明之未备，亦有功于东垣。

（3）善养血清热

刘纯《玉机微义·妇人门》中的安胎之剂首列《金匮要略》方当归散，妊娠者宜常服之。药用当归、黄芩、白术、白芍、川芎，认为此方乃养血清热之剂也。瘦人血少有热，胎动不安，数曾半产者、难产者，皆宜服之，以清其源，而无后患也。又列《济生拔萃》方枳壳汤治胎漏下血，或因事下血。药用炒枳壳、黄芩、白术，《宣明论方》无枳壳。后列束胎丸，妊娠第八个月服之，药用炒黄芩、白术、茯苓、陈皮。又方于第九个月服，药用黄芩、白术、滑石、枳壳。

从以上用药可知，刘纯喜用黄芩、白术，贯穿妊娠始终，并指出产前当清热养血。

案例

裴泽之夫人，病寒热而月事不至者数年矣，病久肺肾气虚，又加喘嗽，医者都以补虚温阳蛤蚧、肉桂、附子等投之。然而却不然，夫人病阴为阳所搏，温剂太过，故无益而反害。投以凉血和血之药，则经行矣，已而果然。

按语：此经闭为阴病，再用温药则伤津耗液。

（4）泻实责虚治带下

《玉机微义·妇人门·论赤白带下》刘纯综合金元三大家治带下之法，如张子和以带下得两手脉俱滑大而有力，乃上用宣祛痰饮，下以导水丸泄湿热，继以淡剂渗之，此为泻实；若其诸脉微细，或沉紧而涩，按之空虚，或洪大而涩，按之无力，正为元气不足，阴虚筋痿，虚极中寒等证，李东垣有补阳、调经、固真等例，乃兼责虚；朱丹溪治因湿痰下注，用海石、南星、椿根皮之类，较之前人下之而复吐，以提其气，或发中兼补，补中兼利，燥中兼升发，润中益气，温而兼收涩之例不同。故带下病机有轻重浅深之异，分而治之。方用《元戎》六合汤、《宣明》导水丸、《良方》白芷散、益母草散、《东垣》固真丸、补经固真汤等。

（5）丹溪参术饮治妊娠转胎

刘纯《玉机微义·妇人门·安胎之剂》用丹溪参术饮治妊娠转胎，药用四物汤加人参、白术、半夏、陈皮、甘草，入生姜煎。刘纯承丹溪之说，认为转胞之病，因胎妇之禀受弱，忧闷多，性急躁，食味厚，或有之。古方都用滑利药，鲜有应效。因思胞不自转，为胎所压，展在一边，胞系绕曲不通。胎若举起，居于其中，胞系自疏，水道自利。然胎之坠下，必有其由。由此而知，转胎应是气血不足，胎举无力，绕曲不通。故治以四物汤合参术，气血双补，效如桴鼓。

该病张仲景亦有论述，认为妇人本肌肥盛，头举自满，今反羸瘦，头举中空，胞系了戾，亦多致此病。治但利小便则愈，宜服肾气丸。以中有茯苓故也。地黄为君，功在补胞。

案例

近吴宅宠人患此病，两脉似涩，重则弦，左稍和。此得之忧患。涩为血少气多，胎气弱而不能举。眩为有饮，血少则胎弱，气多有饮，中焦不清而隘，则胞知所避而就下。乃以丹溪参术饮与服，随以指探喉中，吐出药汁，取其气上，过一会儿，气定又与之。次早亦然，至八贴安。认为此法恐偶然治中，但后又治数人亦效。

按语：以上安娠诸法，皆气血本病之药，故非苦寒辛热之剂。盖产前当清热养血也。然有外感风寒，内伤而止。经曰：妇人重身，毒之何如？岐伯曰：有故无殒，故无殒也。斯法亦不为本病之谓也。故妊娠诸证药，详见《大全良方》，兹不备录。

（6）产后用药以求通变

刘纯《玉机微义·妇人门·产后杂方》首列《局方》芎归汤治产后去血过多，晕烦不省。药用当归、芎劳等分。腹痛加桂，名桂香散。一名琥珀散。治腹中痛急，自汗头弦，少气。加羊肉，名羊肉汤。次列黑神散治产后恶露不尽，胎衣不下，血气攻心，及腹痛不止。药用炒黑豆、熟地黄、当归、肉桂、干姜、甘草、白芍、蒲黄、生地黄，以酒、童便各半调服。一名乌金散。认为此手少阴、足厥阴、太阴、阳明表里血药。今人以为治产后百病率用之，然用者自宜通变。然恶露不尽，绞痛不止，宜《良方》芎归汤，治里之剂，以大黄、桃仁等药下之。血蓄经络成血块，宜没药丸，以虻虫、水蛭等药逐之，皆变法也。

刘纯指出："产后血滞于经，多成痈肿，或有致不救者。盖气血虚损，逆之甚。大抵此兼阴虚火动，凡辛热之剂宜慎之，况且产后用药有三禁。丹溪先生说：产后如无恶阻，当大补气血，虽有杂证，亦最后治之。知中风，切不可作风治，与小续命汤，必先补气血，然后治痰。当以左右手之脉，分其气血多少而治。如发热恶寒，皆属血虚。左手脉不足，用补血药多于补气药。右手脉不足，用补气药多于补血药。恶寒发热腹痛者，当去恶血，以求通变之意也。"（《玉机微义·妇人门》）

（7）妇人病外治

刘纯《玉机微义·妇人门·治带下之剂》载坐药胜阴丹，药用三奈子、川乌头、大椒、柴胡、羌活、全蝎、蒜、甘松、破故纸、升麻、枯矾、麝香少许，上为细末，炼蜜丸，如弹子大。绵裹系在外，纳丸药于阴户内，以治带下病。认为此劫药也。

灸法：气海一穴，在脐下一寸五分。主月事不调，带下崩中，因产恶露不止，绕脐疗痛，灸五壮。带脉二穴，在季胁下一寸八分，陷者宛宛中，灸七壮。主妇人月水不调及闭不通，赤白带下，气转运背，引痛不可忍。血海二穴，在膝膑上内廉白肉际二寸半。治妇人漏下恶血，月事不调，逆气腹胀。灸三壮。阴谷二穴，在膝内辅骨后，大筋下，小筋上，按之应手，屈膝取之。治妇人漏血不止，腹胀满，不得息，小便黄，如盅，膝如锥，不得屈伸，小腹引痛。灸三壮。关元一穴，在脐下三寸，主妇人带下癥聚，因产恶露不止，断产胎，经冷。可灸百壮。

（8）服热剂求子之误

刘纯赞同朱丹溪观点，认为"无子之因，多起于父气之不足，岂可独归罪于母血之虚寒"。《玉机微义·妇人门》论服热剂求子之误曰："母之血病，奚止虚与寒而已哉。然古方治妇人无子，惟秦桂丸一方，其性热，其辞确。今之欲得子者，率皆服之无疑。夫求子于阴血，何至轻用热剂耶？或曰：春气温和则物生，冬气寒凛则物消，不假热剂，何由子脏得暖而成胎？"刘纯进而指出："妇人和平，则乐有子。和则气血不争，平则阴阳不争。今得此丸，经血必转紫黑，渐成衰少，或先或后，始则饮食骤进，久则口苦舌干，阴阳不平，血气不和，焉能成胎。纵使有成，子亦多病，以其能损真阴也。"

刘纯认为，妇人无子，多因经血不调，或阴虚血少，积聚痰气，嗜欲等致，不止有虚与寒。然而经寒者亦有之，但不可例为常法。是以朱丹溪论此，告诫后人不得病机之时，不要妄行用药。何况无子之因，不只与母相关。

案例

李和叔问中年以来，得一子，至一岁之后，生红丝瘤不救，后三四子至一二岁，皆病瘤而死。何缘致此疾？翌日思之，谓曰：汝乃肾中伏火，精气中多有红丝，以气相传，生子故有此疾，俗名胎瘤是也。汝试视之，果如其言。遂以滋肾丸数服，以泻肾中火邪，补真阴不足，忌酒、辛热之物。其妻与六味地黄丸，以养阴血，受胎五月之后，以黄芩、白术二味作散，啖五七服，后生子至二岁，前证不复作，今已年壮。

按语：《灵枢·天年》强调人之生"以母为基，以父为楯"。人的寿夭与先天禀赋相关。《素问·五常政大论》："阴精所奉其人寿，阳精所降其人夭。"

综上所述，刘纯认为，妇人月水不通，由劳伤血气，致令体虚，或七情所动，心火上行，客于胞内，损冲任之脉；经漏不止，因热因虚；妇人无子，多因经血不调；经水不调或紫或黑多为热甚；带下病机有轻重浅深之异。治疗当辨脉、辨寒热、辨部位；产后用药以求通变，当大补气血。重四物汤的加减运用，其《元戎》加味四物汤被后世认为是桃红四物汤之异名；倡补中益气行血治妇人经病；泻实责虚治带下；药用当归、黄芩、白术、白芍、川芎，认为此乃养血清热之剂，承前启后，颇便后学。

三、伤寒论治

明代医家对于《伤寒论》的研究较之前后时代，更明显地具有崇尚实用、注重临床的倾向。具体表现为，治伤寒者，多以《伤寒论》为基础，推及广义伤寒病即一切外感热病之辨治，从而较大程度地丰富了温病辨治方法。刘纯《伤寒治例》注重法式理例，不局限于对《伤寒论》条文之辨析。"其法详审精密，于仲景原论之外，而能杂以后贤方治"，条理清晰，一目了然，临证实用，实乃明代学风之一端。

刘纯《伤寒治例》除阐发发热、恶寒、头痛、自汗、咳嗽等外感病外，亦简要讨论了温病、温疟、风温、温疫、温毒、湿温、暑证和暍证，至今仍对诊断温病之某些病变阶段具有指导意义。

（一）发热

刘纯从表里内外辨析发热，认为发热"属表者，即风寒客于皮肤，阳气怫郁所致。翕翕发热，若翕所覆，邪在外。若小便黄，非在外也。属里者，阳气下陷入阴分，蒸蒸发热，若熏蒸，邪在内。若小便清，非在内也。属半表，与潮热若同而异。属半里，与烦躁相类而非"。并指出"邪在三阳，太阳证多。邪在三阴，少阴证多。寒痰、脚气、食、劳烦，四证似伤寒，皆从病别治"（《伤寒治例·发热》）。

其治疗注重法式理例，不拘《伤寒论》条文，杂以后贤方治，条理清晰，一目了然，临证实用。发热下列：

解表：有发汗、解肌之别。

发汗：脉浮紧，为表实无汗，寒伤荣，宜麻黄汤。

解肌：脉浮缓，为表虚自汗，风伤卫，宜桂枝汤。脉浮缓反无汗，脉浮紧反烦躁，宜桂枝麻黄各半汤。

和荣卫：风兼寒脉，寒兼风脉，荣卫两伤俱实，脉浮紧无汗，宜大青龙汤。

解肌表里：发热，脉浮大，小便赤，烦渴，此表里证俱见。或汗后脉浮，小便涩，并宜五苓散。

双解：里证已急，或脉浮，或头疼，风寒表证仍在者，过经不解是也，大柴胡主之。此解表攻里法，又非前两解之比。

溃形为汗：热而脉弦细，非往来寒热不可和，非胁肋痛不可和，非胸满而呕不可和，非脉缓不可和。或表证未罢，邪气传里，里未实，是为半表半里。或自皮肤渐传入里，或自内热达于表。《仁斋直指方》曰：凡当汗下，如有他证相妨，切须和解，候其他证已退，却依汗下法。小柴胡汤，《类证活人书》去半夏名黄龙汤，陈孔硕名冲和汤，海藏名三禁汤，孙兆名黄胡汤，与四物对名调经汤，守真加减名三元汤。

散热生津益气：身热，目痛，鼻干，恶热自汗，脉尺寸浮长，白虎汤。《片玉》云：得汗脉静，身热不退，是发汗太过，胃中亡津液故也。处以生津液，益气血，养胃气之药，参、术、茯苓、麦门冬、升麻、陈皮、甘草、桂、芪、归、芍、半夏、饴糖，三服而愈。或只用补中益气汤。

助阳：发热，脉沉无力，或少阴病始得之反热者，亦属表。所以一经表有一经表药也。

温经：发热为邪在表，当汗。脉沉细属里，而当温散。凡热而脉沉，为阳虚、经虚。吐病如桂枝证，头不痛，项不强，脉浮，胸中痞硬，气上逆，胸有寒也，宜瓜蒂散吐之。或心中结痛而烦，宜栀子豉汤之类。

下：或身热汗出濈濈然，脉实者，调胃承气。或汗后不恶寒，但热者实也，并阳明发热汗多者，急下之，大承气汤。太阳病三五日，发汗不解，蒸蒸发热，属胃也，调胃承气。内实身热，汗不出，反恶热，或发热汗出不解，心下痞，呕吐而利，并大柴胡汤。非痞满不可下。非潮热、渴不可下。非脉沉数不可下。非谵语不可下。

劫：有汗下后，阴阳之气下陷，热不退，其人昏倦，不渴不食者，用来复丹、灵砂之类。

出血：《曾氏家学》治伤寒七八日不解，自胸上至头目，黑紫臃肿，寸脉浮大而数，是欲作衄而不能出也，用干栗干任两鼻，弹刺之，出血五六升而安，翦叶亦可。西北方人或于两尺泽中出血如射即安，谅亦此意。

灸：六脉沉细，一息二三至，取气海、关元。少阴发热，取太溪。

外迎：熏蒸在外，取汗是也。但病脉微弱迟细，动气，疮淋，亡血，虚烦，皆不可用此。

另设有发热治例、变例、针例、禁例、方药等。治例又分随经治例、随病治例、随时治例。

随经治例：太阳用麻黄汤，太阳阳明用六物麻黄汤，阳明用葛根汤，太阳少阳用七物柴胡汤。六经表：少阳用小柴胡汤，太阴用桂枝汤，少阴用麻黄附子细辛汤，厥阴用当归四逆汤。合病表：阳明少阳用葛根柴胡汤，太阴少阴用真武汤，太阴厥阴用当归四逆汤，少阴厥阴用四逆汤。六经里：太阳用五苓散，阳明用调胃承气汤，少阳用黄芩汤，太阴用桂枝加大黄汤，少阴用黄连阿胶汤，厥阴用桃仁承气汤。合病里：三阳合病用白虎汤，太阳阳明用小承气汤，正阳阳明用大承气汤。合三阴即是两感证也。

随病治例：汗后不解，脉浮大而迟，或紧涩，或尺不应，宜小建中加归、芪，俟脉盛再汗。

随时治例：伤寒本为卒病，故用以上一表一里治例。如夏至后用麻黄知母石膏汤，或以防风通圣散加减用者，是从其时令，或地理方宜，故不可执一也。有近代诸方如正气、五积之类。

随病变例：太阳病八九日，如疟状，发热恶寒，热多寒少，或热而脉微，恶寒者，并宜桂枝麻黄各半汤。如大下后，身热不去，心中结痛，用栀子豉汤。因以丸药下后，身热不去，微烦者，栀子干姜汤。阳明脉浮，发热，渴欲饮水，小便不利者，猪苓汤主之。汗多者不可与。阳明脉浮而紧，咽燥口苦，腹满而喘，发热汗出，不恶寒反恶热，身重。若发汗则烦躁，反谵语。若加烧针，则必怵惕，烦而不得眠。若下之则胃虚，客气动，心中懊恼，舌上苔黄，栀子豉汤主之。全在随证临病加减择法。

针例：汗不出，悽悽恶寒，取玉枕、大抒、肝俞、膈俞、陶道。身热恶寒：后溪。身热汗出，手足厥冷，取大都。身热头痛，食不下：三焦俞。汗不出取合谷、后溪、阳池、厉兑、解溪、风池。身热而喘，取三间。余热不尽，取曲池。烦满，汗不出，取风池、命门。汗出寒热，取五处、攒竹、上脘。烦心好呕，取巨阙、商丘。身热，头痛，汗不出，取曲泉。身热进退，头痛，取神道、关元、悬颅。

禁例：太阳病禁居多，阳明二禁，少阳三禁。举其略则知其余证用药皆有禁例也，如药禁。

方药：复脉汤，庞氏云：有不因大汗下，而两手忽无脉，谓之双伏。或一手无脉，谓之单伏。或下过如此，必有正汗，急四逆辈温之，晬时有汗便安。脉汗不出者死。脉结用炙甘草汤。越婢汤。太阳病，发热恶寒，热多寒少，脉微弱，不可表散，宜桂枝二越婢一汤，以解表邪而益卫滋津液。

（二）背恶寒

刘纯从阴阳向背辨识背恶寒，认为"背为阳，阳气不足，阴寒盛故耳。或三阳合病，额有汗，口燥不仁，清热用白虎汤"（《伤寒治例·背恶寒》），简切明了，方证齐具。针对"阳气不足，阴寒盛"这个病因，总结出发汗、解肌、温、和、下、灸、熨治疗八法。

发汗：表实无汗，不恶风，麻黄汤或各半汤。脉紧，寒伤荣，麻黄汤。脉浮升麻汤。

解肌：表虚自汗，恶风，桂枝汤。《保命集》曰：表未解，葛根汤。李氏用桂枝汤。严仁庵曰：风伤卫，桂枝汤。

温：发汗后不解，反恶寒者，虚也，阳微也，与芍药甘草附子汤，以补荣卫。在阴者，四肢冷，大小便滑，温中汤、四逆汤。或脉沉紧且细，内自烦躁，不饮水者，此为阴盛格阳。身冷，宜四逆汤、霹雳散。尺脉迟，小建中汤。《易简方》加附子，名附子建中汤。身寒拘急，泄，下重腹痛，皆少阴也，宜温中益阴。

和：解兼潮热，柴胡加桂汤。汗已，寒而心下痞，附子泻心汤。

下：寒而潮热，腹满，与小承气汤。

灸：背恶寒，口中和，须灸之，关元穴。

熨：原文缺。

（三）自汗

刘纯指出，自汗"多主卫，此卫气不和，兼热邪所干也"，认为邪气有风、湿、热的不同，曰："太阳中暍，汗出恶寒，身热而渴。汗出而濡，风湿自甚，皆邪干于卫气，气不能固于外，皮肤为之疏，而津液妄泄，溅溅润润然出也。"其预后："表虚汗后恶寒。表未解，恶风微恶寒。里未和，汗出不恶寒，热越，阳明发热"（《伤寒治例·自汗》）。总结出解肌、渗泄、补、和解、温经、疏风、下、从治、清暑、流湿润燥、扑法、蜜导12法。

解肌：桂枝汤。

渗泄：渴者，五苓散。

补：自汗而小便数者，不可与桂枝，宜芍药、甘草二物，或小建中诸方加芪，名黄芪建中汤。

和解：柴胡加桂汤。

温经：发汗多，遂漏不止，曰漏风亡阳，桂枝附子汤。表虚未解，桂枝汤。四逆厥有汗，四逆汤。

疏风：太阳病热，脉沉细，摇头口噤，背反汗出，不恶寒，名柔痉，中风也，宜小续命汤。汗多亡阳，恶风烦躁，先与防风白术牡蛎汤。汗止，次服小建中汤。

下：里未和，热越，故下之。才觉汗多，未至津液干，速下之，则为捷径，免致用蜜导也。

从治：吐利止后，汗而厥，脉微欲绝，通脉四逆。

清暑：暑邪干卫，非伤寒比。

流湿润燥：多汗而濡，此其风湿甚，湿邪干于卫也。

扑法：原文缺。

蜜导：阳明自汗，小便利，为津液内竭，虽硬不可攻。

（四）头痛

刘纯明确指出，头痛"太阳证居多"。依据疼痛部位，分三阳经受风寒所致。《伤寒治例·头痛》曰："三阳经受风寒伏留而不去，则名厥头痛。痛甚而手足寒者，为黄病。头顶痛属太阳经。头角痛属少阳。额痛及鼻属阳明。"黄病，《太平圣惠方·黄病论》释："黄病者，一身尽疼发热，面色洞黄，七八日后壮热，口里有血，当下之。"刘纯总括发汗、解肌、温经、清上、攻下、和解、分利、清镇、吐、敷痛、吹搐、针刺治头痛12法，其中敷痛、吹搐简便易行，虽现已不用，但颇具参考价值。

发汗：伤寒无汗，发热恶寒，不恶风，麻黄汤。不大便六七日，头痛有热，小便清者，知不在里，仍在表也，当汗解。痛甚者必衄，葛根葱白汤、荆防散、川芎石膏汤。

解肌：伤风汗出，发热恶风，不恶寒，桂枝汤。轻者，柴胡桂枝汤。

温经：厥阴、少阴证，呕而吐沫，吴茱萸汤。夏月头痛，身冷自汗，此中暑湿，术附汤。

清上：大头伤寒，须用酒炒黄芩、荷叶、羌活辈。

攻下：表邪入里，不大便，有热，脉沉而滑，尺寸俱长，皆可下之。有热，不恶寒，反恶热，或不大便，小便赤者，胃实也，宜调胃主之。

和解：邪在半表里，少阳往来寒热，脉弦细，宜小柴胡。发热头痛似疟，欲愈，麻桂各半汤。

分利：夏月头痛，恶寒，心下烦躁不快，五苓散。

清镇：自汗头痛，及风暑杂病，俱宜白虎，少加芎、荆芥尤妙，或竹叶石膏汤。吐：头痛，及发寒热，脉紧寸大，即是痰饮，宜瓜蒂散吐之。

敷痛：汗后不解，用芷、辛、乌辈，同葱白捣膏贴于额角。吹搐：汗后不解，用不卧散末吹之鼻内。

针刺：原文缺。

（五）咳嗽

对于咳嗽，刘纯在《玉机微义·咳嗽门》专有论述，《伤寒治例·咳嗽》仅就寒、饮而论，曰："有肺寒而咳，有停饮而咳，或邪在半表里。"对其治疗，亦总结了发汗、温经、和解、清利、导痰五法。

发汗：表不解，心下有水气，干呕，发热而咳，小青龙主之。

温经：少阴病，腹痛，小便不利，四肢沉重疼痛，自下利者，此为有水气。其人或咳者，真武汤加五味、细辛、干姜主之。

和解：小柴胡汤证悉具而咳者，本方去参、枣、生姜，加干姜、五味主之。此阳邪传表也。少阴病，四逆，其人或咳者，四逆散加干姜、五味主之。此为阴邪传里也。

清利：清利少阴下利，咳而呕渴，心烦不眠，猪苓汤主之。

导痰：其人素有痰证，看热湿风火，宜兼治之。

（六）温病八种

刘纯在《伤寒治例》中，简要讨论了温病、温疟、风温、温疫（仅有标题）、温毒、湿温、暑证和暍证 8 种温病。

温病：春月病发热恶寒，头痛，脉来浮数。温病当分治之。解肌：升麻解肌汤。和解：小柴胡、竹叶汤。

温疟：重感于寒，变成温疟，脉尺寸俱盛，兼弦数。和解：先热后寒，小柴胡或白虎加桂枝。清热：但热不寒，止用白虎。

风温：发汗：败毒、独活汤。许氏用续命汤减麻黄、附。解肌：柴胡桂枝汤，或白术汤加减用。清热：汗后恶热，无下证，知母石膏汤。疏风：头目昏眩，四肢烦疼，荆芥散、金匮风引汤。

毒温：阴脉实大，阳脉洪数，发热，发癍，阴疹，咳兼心闷。清热：玄参升麻汤。

湿温：发热头痛，胸间多汗，两胫逆冷，妄言，脉阳濡而弱，阴小而急。

暑证：中暑，病热，自汗，脉虚细弱。清神益气：东垣清暑益气汤。清热：白虎汤。解肌：五苓散。降痰逆：消暑丸、橘皮汤。温：冷香饮子。

暍证：中暑暍，脉洪紧盛，身热恶寒，头痛心烦，燥渴乃是。分利：五苓散、益元散。降火：黄连解毒汤加香薷。消暑：香薷饮。

刘纯将温病作为研究《伤寒论》的重要内容之一，从而较大程度地丰富了温病辨治方法。如其论湿温曰："发热头疼，胸间多汗，两胫逆冷，妄言，脉阳濡而弱，阴小而急。"此对诊断湿温具有参考价值。

刘纯

后世影响

一、历代评价 🕊

（一）对其人的评价

《医经小学》杨士奇序云："纯，字宗厚，吴陵人，其父叔渊，彦修之高第，授受有自云。"

《玉机微义》杨士奇序云："近代张元素起北方，盖得神授，深造阃奥。再传李明之，三传王好古，南方朱彦修得私淑焉，遂为医家之正派。彦纯、宗厚又私淑彦修者也。"此言刘纯私淑朱丹溪，乃朱丹溪之高徒，医家之正派。

《玉机微义》莫士安序曰："宗厚世为吴陵望族，以诗礼相传。其先在胜国时，居省宪，掌枢要，以名宦显著者。殆未易一二数，宗厚穷而在下，不能躬耕自食其力，故托迹于医，以自养自晦也。虽然，以宗厚之材之术，抑岂久于栖栖者也。行将膺异等之荐，展上医手以神圣主仁民之治，此予之所望于宗厚也。宗厚其以此自期乎，其以此自励乎。予与宗厚之严翁橘泉先生有世契，今观宗厚所著书，殆不容于默默也。故僭序其实于卷首，稗览其书者，知宗厚之学有本，而勿谓世医而易之也。"

（二）对其书的评价

1. 对《医经小学》的评价

《医经小学》杨士奇序曰："一本于《素问》《灵枢》《难经》，及张仲景、王叔和，至近代刘守真、张洁古、李明之、朱彦修诸家之书，撮其切要，缀为韵语，类萃以便初学。本末条理，明切简备，医学之指南而端本之书也。此书非刘氏莫之为，非陈公亦莫之传，学医之幸，生民之幸也。"

《医经小学》吴昌衍序曰："概念抚之医道弗振，乃选医家之俊，就学肄业，日课《素》《难》《脉诀》等书，其用心勤矣哉。予因以此书俾医生录读。仲宏等见而喜，遂与寮友损奉绣梓，用广其传。其嘉惠后学之意，扶植医道之心，为何如哉。予乐道人之善者，遂书此以见仲宏等之用心仁厚云耳。若夫刘忠厚之著述，陈都宪之刻梓，则杨少师之序文详而且备，予奚容缘。"

李梴在《医学入门·集例》中曰："因病涉医，古无统要入门，叔和《脉诀》、东垣《药性》……然皆各自成帙，有所不便。《伤寒论》《活人书》《百问歌》，非不美也，然非幼读不能成诵……而《局方》又有所未备，且意太简古，学者亦难了悟。"其认为唯"《医经小学》，法全辞略，真可以入门也"。

2. 对《玉机微义》的评价

《医经小学》杨士奇序曰："往年副都御使陈公有戒，刻刘纯所辑医家《玉机微义》以为施治之资矣，又欲为施教之资也。"杨士奇认为，《玉机微义》既可作为治病的依据，又可作为教学的范本。

《玉机微义》杨士奇序曰："问遇医家《玉机微义》一编。谓可以济人，捐棒儆工，刻以广布……是编主《素》《难》《金匮》及元素一派之旨，若诸家治法不倍此者，亦旁采而附益之。虽中医执此施治，可以成功。如病者有能知之，亦必不为庸医所误，其所利济，岂小补哉。医者，圣人仁民之术也。有戒诸公，于此编协志以广其传，盖其不忍人之心所不能已也。"杨士奇指出，《玉机微义》可以济人，不仅为医家所用，亦应让病家有知。

首刻《玉机微义》黄焯序曰："顾此书议论纯正，制方有据，有病因，有制法，门分类聚，各具备理，皆取决于名医诸集。旧名《医学折衷》，信乎有定见者，乃从新名，益觉渊求。盖不独使初学可以按证而求，或未得其门而入者，亦于病机未见之先，而知所慎矣。徐氏彦纯、刘氏宗厚之所用心仁矣。"由此可窥知刘纯追求正途、正法，益觉渊求的心愿。

重刊《玉机微义》汪舜民序曰："至国初徐彦纯《医学折衷》，而诊证方例始备。然门类尚有缺者，此是书所以作也。《内经》谓：致数之要，迫近以微，著之玉版，藏之脏腑，每旦读之，名曰玉机。此是书所以名也。"汪舜民强调此书对后学的重要性，故取《内经》之意，特以玉机为名。

《玉机微义》书后，王暹曰："《玉机微义》一书，辑于会稽徐彦纯，成于吴陵刘宗厚，考据议论，精密详备，实医道之菽粟布帛不可无者，二君子用心亦劳矣。"此文赞赏《玉机微义》为"考据议论，精密详备"之佳作。

《郑堂读书记》谓此书"搜罗广泛，自《内经》以下，诸如仲景、叔和、巢元方等医论无不采用，而尤以刘河间、李东垣、朱震亨诸家之说为主，贵在善于折衷其要，对诸门证治方例加以叙述，无不疏通其源流，引申其义类，折而有次，简而能赅，所述内容既无泥古之失，又无违古之讥，洵可为后学之精良佳作"。

《四库全书总目提要》评价该书曰："其书虽皆探掇旧论旧方，而各附案语，多所订正。非抄撮者可比。"

3. 对《杂病治例》的评价

《杂病治例》萧谦序曰："名医刘宗厚……神方妙术，犹有存者。乃延其后人，礼貌之，恳求之，慨然以《太素脉诀》《杂病治例》见与。"

4. 对《伤寒治例》的评价

《伤寒治例》引萧谦曰："《伤寒治例》者，名医刘翁之所著也。翁名纯，字宗厚。其先淮南人，以事移关中，遂家焉。予晚生不及识翁，因企慕而访求翁后，见其谱牒乃簪组裔也。翁为人博极群书，尤精医道。厥考橘泉先生，受业丹溪之门，及翁继之，医道大行，家声大著。遂以所学于父师者，为此书，盖有以溯《素问》之源，撮仲景之旨。治伤寒者，循此而行，如射而中，猎而获。足以起死回生，易危为安，无夭横之危，皆跻仁寿之域矣。予得而刻之，盖有以广传翁之德惠。"可见萧谦十分钦佩刘纯之学问与医道，推崇其治伤寒之法。

清初伤寒家汪琥曾给予《伤寒治例》以很高的评价。其在《伤寒论辨证广注·采辑古今诸家书目》中说："书止一卷，其辨伤寒自发热始，至循衣摸床共八十七条（按：实为八十八条），末后又温疟等病八条。每条皆有治法，有如发热症，其治则曰解表，曰发汗，曰解肌、和营卫之类。其例则曰随病，曰随时，曰变例，曰禁例，曰针例。其法详审精密，于仲景原论之外，而能杂以后贤方治。萧易庵序云：治伤寒者循此而行，如射而中的，猎而获，可以起死回生。其言信不诬矣。"大抵刘纯注重法式理例，临证实用，汪琥所评是颇为中肯的。

（三）对其学的评价

《医经小学》杨士奇序曰："凡善学者皆务本，况医人之司命，其可昧本而苟乎哉。学医者诚能熟究是编，融会于心，将所行皆正途，所用皆正法，触类而长之，于岁论十全，何有哉。"杨士奇指出，如果学者能善于用心学习刘纯所著，即可步入正途，获取正法。

《玉机微义》莫士安序曰："宗厚之学，本之濂洛先儒，旁究岐黄、卢扁之术。故其发于议论者，始于推运气之原，以参五行相生相胜之妙，要之于性命之禀赋，贯之于物理之变通，而会之于人事动静不测之微，驰骋经史，出入古今，引譬明验，诚非庸常之流所可及也。其学则私丹溪朱彦修，其法则有得夫汉及近代刘河间、李东垣之秘旨。顾其为书。虽以门分类汇，而非以歌集方，臆度乎艾砭参苓者之可同日而语也。呜呼！医术之奥，有如此者。裨之经国治民，特举而措之耳。孰谓和言之非乎？"莫士安总括刘纯之学本于濂洛先儒，旁究岐黄、卢扁之术，私淑丹溪朱彦修，获得汉及近代刘河间、李东垣医家之精粹，出入古今，引譬明验，实在不是平庸世俗之辈所能达到的。据此可知，刘纯承袭朱丹溪学术，中医各家学说之学派划分，亦将刘纯及其父刘叔渊归为私淑丹溪一派。

二、后世发挥

（一）医学入门书的兴起

刘纯所著《医经小学》，是明初的医学入门书，引用医学著作20余种，撮其旨要，以为编次。为初学易记，用四言或七言韵语，间附按语，以为诠释。李梴的《医学入门》，就是在《医经小学》基础上编写而成的。李梴继承了刘纯叙述与韵语相结合的文体形式，必须记忆的内容常用韵语。李梴要求习医者医德与医术并重，这一医学教育思想很有价值。其书取材广泛，内容丰富，亦是重要的医学入门书。李中梓的《医宗必读》也是有价值的医学入门书。对初学医者必须掌握的内容，叙述得简明、准确、易理解、切实用，很受后学欢迎。

（二）平针法及经脉流注的传播

刘纯注重针法的临床实用性，总结并开创了一些简明实用的手法，如平针法，烧山火、透天凉等复式补泻手法，可视为临床常用平补平泻法前身。《医经小学》的针灸内容几乎被明代徐凤《针灸大全》一书全文辑录；明·杨继洲在《针灸大成》中提出："有平补平泻，谓其阴阳不平而后平也。阳下之曰补，阴上之曰泻，但得内外之气调则已。"刘纯《医经小学》中的"经脉流注一首"，为明代高武《针灸聚英》根据十二经气血流注择时补泻针法的形成奠定了基础。

（三）五志之火的沿用

五火之说，为刘完素始创，朱丹溪进一步发挥，刘纯加以补充完善，使"五志之火"说沿用至今。刘纯继朱丹溪而阐明："君相之外，又有厥阳脏腑之火，根于五志之内，六欲七情激之，其火随起。大怒则火起于肝，醉饱则火起于胃，房劳则火起于肾，悲哀动中则火起于肺，心为君主，自焚则死矣。"这是后世五志化火的完整记录。其后阐"阳非有余，阴亦不足"，以温补著称的张介宾，在《景岳全书·火论》中亦云："五志之伤，则无非伤气败阳之证……但伤气者十之九，动火者十之一。"各医家的论述均表明，五志可化火生热。

（四）肾无实不可泻的流传

刘纯继钱乙之后，肝肾对举，倡"肾无实，不可泻"。其治病求本，本于脾肾的思想，对后世以温养补虚为特色的温补学派先导者薛己影响颇大。

明·方隅在《医林绳墨》中也说："肾者作强之官，有补无泻。"李中梓《医宗必读·乙癸同源论》曰："东方之木，无虚不可补，补肾即所以补肝；北方之水，无实不可泻，泻肝即所以泻肾……又言补肝者，肝气不可犯，肝血自当养也。血不足者濡之，水之属也，壮水之主，木赖以荣。水既无实，又言泻肾者，肾阴不可亏，而肾气不可亢也。"虞抟在《医学正传·医学或问》中说："惟乙深造机之闻奥，而撷其精华，建为五脏之方，各随所宜，谓肝有相火，则有泻而无补，肾为真水，则有补而无泻，皆启《内经》之秘，尤知者之所取法也。"李时珍《本草纲目》也有"肾云真水不可泻"之说。清代以后，对此阐述更多。叶天士《医效秘传》卷三中说："肾为真水，有补无泻。"吴师机《理瀹骈文》中也谓："肾有补无泻，苓泽乃泻其邪也。"沈金鳌《杂病源流犀烛》中更有"肾无实，故无泻，因不列肾实之药"的记述；徐灵胎《兰台轨范·小儿门》也赞同钱乙之说；唐容川《血证论》根据肾之功能，将肾之病机归为阳虚、阴虚，而不言肾之实。肾无实证之说源远流长。

（五）损伤专从血论的确立

明代是中国古代伤科发展史上的全盛时期。"损伤一证，专从血论"出自刘纯《玉机微义·损伤门》，此论为后世许多伤科著作引述，并形成独特的理论和伤科治疗法则，影响颇大。后世力主此说的医家甚众，王肯堂在《疡医证治准绳》中开宗明义地引用刘纯"损伤一证，专从血论"；李梴在《医学入门》中亦有"凡损伤，专主血论"的发挥；清代吴谦等编著的《医宗金鉴·正骨心法要旨》更明确指出："今之正骨科，即古跌打损伤之证也，专从血论。"进一步确立了"专从血论"的治伤观点和相关理论。

（六）施泄于肾的发挥

"施泄于肾"，见于刘纯《玉机微义》卷十七："人身之中，气为卫，血为营。营者……生化于脾，总统于心，藏受于肝，宣布于肺，施泄于肾，灌溉一身……"李梴继之在《医学入门》中提出肾有纳气藏血之功，谓："肾者……纳气、收血、化精，而为封藏之本。"虞抟《医学正传·妇人科》云："月水全借肾水施化，肾水既乏，则经水日以干涸。"张介宾在《景岳全书·血证》中指出："血……盖其源源而来，生化于脾，总统于心，藏受于肝，宣布于肺，施泄于肾，灌溉一身，无所不及。"均说明血液的化生和营运与五脏有关，血液由肾"施泄"。而清·何梦瑶《医碥》曰："其谓施泄于肾，则混精为血，观古人称父精母血可见。要知是精非血，不当混合为一也。"则强调精与血的不同。

（七）眩晕上盛下虚的形成

在继承和发扬前贤诸论的基础上，刘纯《玉机微义》、李梴《医学入门》对《内经》"头痛巅疾，下虚上实，过在足少阴"之论做了进一步阐述，认为下虚者乃气血也，上盛者乃痰涎风火也，气血亏虚为本，痰涎风火为标，故论治眩晕之总则应为急则治其标、缓则治其本。如《医学入门》中说到："眩晕一证，人皆称为上盛下虚所致，而不明言其所以然之故。盖所谓虚者，血与气也，所谓实者，痰涎风火也。"此外，"瘀血致眩"之说受到广泛重视，且更加注重"肝肾阴虚，以肾为本"的研究。眩晕的病因病机理论，经过此期医家之发展，基本上形成了上盛下虚的认识。

（八）阴虚阳乏不能视的诠释

元·倪维德将《玉机微义·眼目门》的内容全部收录于所著《原机启微》中作为附录，设《阳衰不能抗阴之病》篇论雀盲，《阴弱不能配阳之病》篇论内障。明·傅仁宇在其《审视瑶函》卷二中论"目病有三因"时说："徐彦纯曰：人之眼目，备脏腑五行，相资而神明，故能视。"此外，《银海精微》及黄庭镜《目经大成》、吴谦《医宗金鉴·眼科心法要诀》等，都对刘纯所言"阴虚不能视远，阳乏不能视近"进行了阐释。可见，刘纯论述眼目的内容对后世医家产生了一定的影响。

三、国外流传

《玉机微义》约在明嘉靖年间传入日本，曲直濑道三尝据明嘉靖九年（1530）黄焯本校勘翻刻，在日本广为流传。其三传弟子中山三柳，亦重刊《玉机微义》，且尤为精审。《玉机微义》传入日本后，倍受医家欢迎。特别是道三学派（后世派）更视为当门至宝，不懈翻刻注释，讲授于门生且百年不衰，从而对日本医学的中兴，对汉医后世派的形成与发展大有促进。如日本李朱医方派，即后世派的代表人物曲直濑道三（1507—1595），及其高足、义子曲直濑玄朔（1549—1635），皆奉《玉机微义》为圭臬并作为课本向弟子讲授，对汉医后世派传承多有裨益。

综上所述，刘纯系丹溪学派传承人，其以《素问》《灵枢》《难经》理论为本，融汇张仲景及金元诸家学说；著作中系统阐述了临床各科之理法方药，撮其切要，缀为韵语，类萃以便初学。其痰饮"治法当以痰为本，以所夹之气为标"的观点，颇为精当。通过研究刘纯医学入门书《医经小学》、综合性医书《玉机微义》，可知道当时的医事制度、医学倾向，及对后世的影响；明确"十九畏"最早以歌诀的形式存在于《医经小学》；首创平针法。刘纯在中医理论上亦卓有建树，承前启后，补充和发挥"五志之火"；将肝肾对举，倡导"肾无实，不可泻"；提出"损伤一证，专从血论"；明言"眩晕一证，上盛下虚"，据此治疗侧重于补而反对泻，强调"虚者十补，勿一泄之"。认为阴常不足是本，火热只是标；补土与补水同样重要。其继承师说，而又有己见。这种治病求本，本于脾肾的思想，是刘纯学术思想的一大特点，对后世温补学派影响颇深。刘纯"藏为家宝，且不可示人"的杂病及伤寒诊治经验，对当今临床仍有较大的指导意义。

刘纯

参考文献

［1］明·刘纯撰；史常永点校. 刘纯医学全集 [M]. 北京：人民卫生出版社，
　　1986.

［2］姜典华. 刘纯医学全书 [M]. 北京：中国中医药出版社，2007.

［3］梁·陶弘景. 本草经集注 [M]. 上海：群联出版社，1955.

［4］唐·孙思邈. 备急千金要方 [M]. 北京：中医古籍出版社，1999.

［5］唐·孙思邈. 千金翼方 [M]. 山西：山西科学技术出版社，1999.

［6］唐·陈藏器. 本草拾遗 [M]. 安徽：安徽科学技术出版社，2004.

［7］唐·苏敬等. 新修本草 [M]. 安徽：安徽科学技术出版社，2005.

［8］宋·钱乙. 小儿药证直诀 [M]. 北京：人民卫生出版社，2006.

［9］宋·严用和. 重辑严氏济生方 [M]. 北京：中国中医药出版社，2007.

［10］金·陈无己. 伤寒明理论 [M]. 北京：中国中医药出版社，2007.

［11］元·罗天益. 卫生宝鉴 [M]. 北京：中国中医药出版社，2007.

［12］元·王好古. 此事难知 [M]. 北京：中国中医药出版社，2008.

［13］明·张介宾. 景岳全书 [M]. 北京：人民卫生出版社，2007.

［14］明·倪维德. 原机启微 [M]. 上海：上海卫生出版社，1958.

［15］明·傅仁宇. 审视瑶函 [M]. 上海：上海人民出版社，1977.

［16］明·万全. 万密斋医学全书 [M]. 北京：中国中医药出版社，1996.

［17］明·李时珍. 本草纲目 [M]. 北京：人民卫生出版社，2005.

［18］明·杜文燮. 药鉴 [M]. 北京：中国中医药出版社，1998.

［19］明·李梴. 医学入门 [M]. 天津：天津科学技术出版社，1999.

［20］明·佚名. 银海精微 [M]. 北京：人民卫生出版社，2006.

［21］明·高武. 针灸聚英 [M]. 北京：人民卫生出版社，2006.

［22］明·杨继洲. 针灸大成 [M]. 北京：人民卫生出版社，2006.

［23］明·徐春圃. 古今医统大全 [M]. 北京：人民卫生出版社，2008.

［24］清·黄庭镜. 目经大成 [M]. 北京：中医古籍出版社，1987.

［25］清・吴谦.医宗金鉴[M].北京：中国中医药出版社，1998.

［26］叶川，建一.金元四大医学家名著集成[M].北京：中国中医药出版社，1997.

［27］郑洪新.张元素医学全书[M].北京：中国中医药出版社，2006.

［28］李经纬，林昭庚.中国医学通史[M].北京：人民卫生出版社，1998.

［29］张树生.神农本草经难经译注[M].北京：中国人民大学出版社，2010.

［30］王筠默.明刊医书访辑录[J].江西中医药，1955，（10）：28.

［31］黄恭康.祖国医学在伤科方面的科学成就[J].安医学报，1962，5（1）：46.

［32］高晓山，陈馥馨."十九畏"浅识[J].辽宁中医杂志，1981（3）：43.

［33］方药中，赵立岩.评"肾无泻法"[J].上海中医药杂志，1981（8）：36.

［34］凌一揆，林森荣.对中药十八反、十九畏的文献考察[J].上海中医药杂志，1982（1）：24.

［35］孙念蒙."杂病"的概念[J].内蒙古中医药，1985（2）：46.

［36］陈道瑾.试述明清时期针灸学的兴衰[J].南京中医学院学报，1985（4）：43.

［37］章真如.论"乙癸同源"与"肝肾同治"[J].辽宁中医杂志，1985（10）：16.

［38］孙益平.从"恶血必归于肝"谈起[J].陕西中医学院学报，1985（1）：23.

［39］何裕民.乙癸同源再论[J].吉林中医药，1986（5）：3.

［40］戴月笙.试谈张介宾对妇科病的见解[J].福建中医药，1986（6）：14.

［41］刘炜宏.从明代针灸文献的特点谈清末针灸学衰落的内因[J].针灸学报，1987（1）：51.

［42］单德成.《医宗金鉴》对伤科学的贡献[J].江苏中医，1988（1）：33.

［43］韩羽山.内补十宣散非源于《和剂局方》考[J].中医药学报，1988（1）：56.

［44］张志远.论张景岳"辨丹溪"二说 [J].辽宁中医杂志，1988（9）:7.

［45］钱旭.桃红四物汤在眼科的临床运用 [J].四川中医，1991（12）:44.

［46］肖家翔.李东垣从清阳论治眼病浅析 [J].安徽中医学院学报，1991，10（2）:5.

［47］薛益明.丹溪学说在明代前期的发展 [J].南京中医学院学报，1991，9（1）:10.

［48］郭鹏云.丹溪学说在陕西的传播与影响 [J].陕西中医函授,1993(1):27.

［49］程霞.子午流注纳支法补泻时辰新探 [J].中国针灸，1994（2）:43.

［50］章增加，胡依平.钱乙"肾主虚，无实也"辨析 [J].中医杂志，1994，35（1）:56.

［51］贾红玲，巩有真.论几种针灸手法的区别和发展 [J].辽宁中医杂志，1995，22（9）:418.

［52］李凡成.清窍清阳学说基本观点与应用 [J].湖南中医学院学报，1995，15（2）:1.

［53］章增加，胡依平."乙癸同源，肝肾同治"源流考略 [J].江西中医药，1995，26（1）:55.

［54］刘渡舟.方证相对论 [J].北京中医药大学学报，1996，19（1）:3.

［55］赵玉芝，陈凤芝，王丹.《景岳全书》论五志之火 [J].长春中医学院学报，1996，12（58）:2.

［56］张如青.古医籍同书异名析因 [J].中医文献杂志，1997（2）:1.

［57］杜敏.馆藏明刻版《玉机微义》述略 [J].天津中医学院学报，1998，17（1）:31.

［58］洪素兰，王淑玲."施泄于肾"浅析 [J].中医函授通讯,1998,17（5）:5.

［59］黄煌.论方证相应说及意义 [J].中国中医基础医学杂志，1998，4（6）:11.

［60］王玉川.关于"有是证用是方"的反思 [J].北京中医药大学学报，1998，21（6）:2.

［61］刘时觉.丹溪学派活动大事年表 [J].医古文知识，1999，16（2）:26.

［62］靳士英，靳朴.明代六部综合性医书的传日及其影响 [J].中华医史杂志，1999，29（3）:131.

［63］傅沛藩.钱乙学术思想对宋后医学流派影响初探 [J].中医文献杂志，1999（1）:11.

［64］任雨笙，顾建河，龚纯.明代医家刘纯生平初探 [J].中华医史杂志，2000，30（3）:155.

［65］刘时觉.朱丹溪弟子续考 [J].医古文知识，2000（2）:25.

［66］刘玉玮.明代丹溪学派考 [J].中华医史杂志，2001，31（3）:165.

［67］杨发友.浅论恶血归肝及其在骨伤科中的应用 [J].浙江中医学院学报，2001，25（1）:20.

［68］贾波，赖玉琴.小蓟饮子的君药是哪味 [J].中国医药学报，2002，17（1）:49.

［69］梁栋.上盛下虚证治探讨 [J].时珍国医国药，2002，13（8）:495.

［70］许敬生，李成文，陈艳阳等.宋元医药文化中心南移的研究 [J].江西中医学院学报，2003，15（4）:18.

［71］胡均毅.试论"损伤专从血论"[J].安徽中医临床杂志，2003，15（1）:73.

［72］沈志秀.眩晕病证的古代文献研究与学术源流探讨 [D].北京中医药大学，2004.

［73］郭培贵.明代的历史特点及其经验教训 [J].河南师范大学学报，2005（6）:1.

［74］王皓宇，林廷龙，胡晓阳.小蓟饮子方源考析 [J].辽宁中医杂志，2006，33（3）:299.

［75］彭惠珍 . "十九畏"本质的文献研究 [D]. 北京中医药大学，2007.

［76］王富春 . 论平补平泻法针灸技术 [J]. 中国针灸，2008，28（4）:283.

［77］刘东明 . 刘纯的针灸学说 [J]. 中国杂志，2009，50（4）:380.

［78］和中浚 . 明清时期辨证重于用药思想和辨证纲领的形成 [J]. 江西中医
学院学报，2009，21（6）:26.

［79］潘桂娟，柳亚平 . 宋金元时期中医诊治痰病的学术思想研讨 [J]. 中华
中医药杂志，2009，24（2）:189.

［80］熊兴江 . 方证对应史研究 [J]. 中西医结合学报，2010，8（6）:584.

［81］吕金山 . 古代"药物归经"的经络理论运用研究 [D]. 北京：中国中医
科学院，2010.

［82］赵艳，朱建平 . 明代中药归经与方剂归经 [J]. 中医杂志，2010，51
（6）:563.

［83］张丽霞，高建生，侯乐 .《黄帝内经》阴阳学说对中医眼科的指导意
义 [J]. 中国中医基础医学杂志，2012，18（8）:818.

［84］苏伟潮，张宏 .《医经小学》针灸学术思想探微 [J]. 环球中医药，
2014，7（8）:615.

汉晋唐医家（6名）

张仲景　王叔和　皇甫谧　杨上善　孙思邈　王　冰

宋金元医家（18名）

钱　乙　成无己　许叔微　刘　昉　刘完素　张元素

陈无择　张子和　李东垣　陈自明　严用和　王好古

杨士瀛　罗天益　王　珪　危亦林　朱丹溪　滑　寿

明代医家（25名）

楼　英　戴思恭　王　履　刘　纯　虞　抟　王　纶

汪　机　马　莳　薛　己　万密斋　周慎斋　李时珍

徐春甫　李　梴　龚廷贤　杨继洲　孙一奎　缪希雍

王肯堂　武之望　吴　崑　陈实功　张景岳　吴有性

李中梓

清代医家（46名）

喻　昌　傅　山　汪　昂　张志聪　张　璐　陈士铎

冯兆张　薛　雪　程国彭　李用粹　叶天士　王维德

王清任　柯　琴　尤在泾　徐灵胎　何梦瑶　吴　澄

黄庭镜　黄元御　顾世澄　高士宗　沈金鳌　赵学敏

黄宫绣　郑梅涧　俞根初　陈修园　高秉钧　吴鞠通

林珮琴　章虚谷　邹　澍　王旭高　费伯雄　吴师机

王孟英　石寿棠　陆懋修　马培之　郑钦安　雷　丰

柳宝诒　张聿青　唐容川　周学海

民国医家（7名）

张锡纯　何廉臣　陈伯坛　丁甘仁　曹颖甫　张山雷

恽铁樵